17. Internationales Balint-Treffen
Ascona (Schweiz)

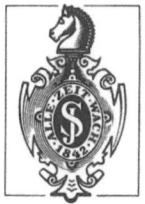

B. Luban-Plozza (Hrsg.)

Der alternde Mensch und sein Arzt

Mit Beiträgen von

H. Andritsch H. Berzewski C. Göpfert
G. Mombelli F. Nager W. Pöldinger
A. Reiterer U. Sehrt E. Wendler

Mit 4 Abbildungen
und 17 Tabellen

Springer-Verlag
Berlin Heidelberg New York
London Paris Tokyo
Hong Kong Barcelona

Herausgeber

Professor Dr. med. Dr. h. c. Boris Luban-Plozza
Casa Incontro, CH-6612 Ascona, Ticino
Switzerland

Sonderausgabe für
FORUM GALENUS MANNHEIM

ISBN-13: 978-3-540-53241-5   e-ISBN-13: 978-3-642-84316-7
DOI: 978-3-642-84316-7

CIP-Titelaufnahme der Deutschen Bibliothek
Der alternde Mensch und sein Arzt / [17. Internationales Balint-Treffen in Ascona].
B. Luban-Plozza (Hrsg.). Mit Beitr. von H. Andritsch ... – Sonderausg. für Forum Galenus,
Mannheim. – Berlin ; Heidelberg ; New York ; London ; Paris ; Tokyo ; Hong Kong ; Barcelona :
Springer, 1991 (Forum Galenus Mannheim ; 20)

NE: Luban-Plozza, Boris [Hrsg.]; Andritsch, Herbert;
Internationales Balint-Treffen (17, 1989, Ascona);
Galenus-GmbH (Mannheim): Forum Galenus Mannheim

Dieses Werk ist urheberrechtlich geschützt. Die dadurch begründeten Rechte, insbesondere die der Übersetzung, des Nachdrucks, des Vortrags, der Entnahme von Abbildungen und Tabellen, der Funksendung, der Mikroverfilmung oder der Vervielfältigung auf anderen Wegen und der Speicherung in Datenverarbeitungsanlagen, bleiben, auch bei nur auszugsweiser Verwertung, vorbehalten. Eine Vervielfältigung dieses Werkes oder von Teilen dieses Werkes ist auch im Einzelfall nur in den Grenzen der gesetzlichen Bestimmungen des Urheberrechtsgesetzes der Bundesrepublik Deutschland vom 9. September 1965 in der jeweils geltenden Fassung zulässig. Sie ist grundsätzlich vergütungspflichtig. Zuwiderhandlungen unterliegen den Strafbestimmungen des Urheberrechtsgesetzes.

© Springer-Verlag Berlin Heidelberg 1991

Die Wiedergabe von Gebrauchsnamen, Warenbezeichnungen usw. in diesem Werk berechtigt auch ohne besondere Kennzeichnung nicht zu der Annahme, daß solche Namen im Sinn der Warenzeichen- und Markenschutzgesetzgebung als frei zu betrachten wären und daher von jedermann benutzt werden dürften.

Produkthaftung: Für Angaben über Dosierungsanweisungen und Applikationsformen kann vom Verlag keine Gewähr übernommen werden. Derartige Angaben müssen vom jeweiligen Anwender im Einzelfall anhand anderer Literaturstellen auf ihre Richtigkeit überprüft werden.

2125/3145-543210 – Gedruckt auf säurefreiem Papier

Vorwort

Getragen von dem Leitgedanken, daß „die Tablette allein" bei vielen chronischen und psychosomatischen Erkrankungen oft an ihre Grenzen stößt, unterstützt GALENUS MANNHEIM die Internationalen Balint-Treffen in Ascona und publiziert die Beiträge in der Reihe FORUM GALENUS MANNHEIM. So geschah dies auch im Jahr 1989 zum 17. Treffen mit den Vorträgen zum Thema „Der alternde Mensch und sein Arzt". Die Aktivitäten im Rahmen der ärztlichen Fortbildung gehen jedoch zunehmend über die klassischen Elemente hinaus.
In Ascona z. B. trat neben die Verleihung der Medizinstudenten-Preise, die traditionellen Vorträge und die Balint-Gruppenarbeit eine neue Form der ärztlichen Fortbildung, die „Monte-Verità-Gruppe".
Wie die mit Prof. Basler, Marburg, und Prof. Haehn (†), Hannover, für Arztpraxen entwickelten verhaltenstherapeutischen Modelle zur Gesprächsführung in Gruppen (z. B. „Hypertonie im Gespräch", „Schmerz im Gespräch") stellen die „Monte-Verità-Gruppen" von Prof. Pöldinger, Basel, Prof. Luban-Plozza, Locarno/Ascona, und Dr. Weiss, Mannheim, einen wichtigen Baustein unserer Patientenforschung dar. Patientenforschung sehen wir zunehmend als notwendige Ergänzung unserer Medikamentenforschung an, um Patientenprobleme ganzheitlich lösen zu können. Diesen Monte-Verità-Gruppen liegt die Idee zugrunde, Ärzte und Patienten mit ähnlichem Krankheitsbild *in einer Gruppe* zusammenzuführen. In der daraus resultierenden Betroffenen-Experten-Gesprächsrunde werden Erfahrungen der betroffenen Patienten im Umgang mit ihren Therapeuten sowie ihre familiären und übrigen sozialen Beziehungen deutlich.
Im letzten Jahr diskutierten psychosomatisch erkrankte Patienten und ihre Angehörigen mit Experten über ihre zurückgelegten therapeutischen Wege.
Diese Erfahrungen psychosomatisch Kranker und ihre Empfehlungen an Betroffene, Familienangehörige und Therapeuten wurden von Gero von Boehm und seinem Video-Team dokumentiert. Unter dem Titel „Das psychosomatische Denken - Chance für Patient und Arzt" kann diese Video-Kassette bei Galenus Mannheim, Postfach 310105, 6800 Mannheim 31, angefordert werden.
Wir danken allen Beteiligten für ihre Beiträge zu diesem neuen Element der ärztlichen Fortbildung.

GALENUS MANNHEIM GmbH

Inhaltsverzeichnis

Der alternde Mensch als Herausforderung
Der Arzt als Arznei – eine Utopie? 1
(B. Luban-Plozza)

Einblick in die Monte-Verità-Gruppe
Abhängigkeit und Befreiung –
Drogenabhängige im Gespräch mit Ärzten 9
(W. Pöldinger)
  Diskussion

Die Psyche des alten Menschen 12
(H. Berzewski)

Der alternde Patient, sein Umfeld, sein Hausarzt 22
(U. Sehrt)

Der alternde Mensch – Erfahrungen aus der Spitalpraxis 33
(G. Mombelli)

Der alte Mensch mit Krebs 37
(C. Göpfert)

Mein erster alter Patient
Trainingsmethoden für Medizinstudenten 40
(H. Andritsch, E. Wendler, A. Reiterer)

Größe und Gefährdung der modernen Medizin (Festvortrag) 43
(F. Nager)

Gesprächsrunde mit dem Auditorium 52
(Rundtisch mit Rednern)

Verzeichnis der Anschriften

Herbert Andritsch, cand. med.
Andrea Reiterer, cand. med.
Elisabeth Wendler, cand. med.
Universität Graz
A-8010 Graz

Dr. Horst Berzewski
Universitätsklinikum Steglitz
D-1000 Berlin 45

Dr. Christian Göpfert
Hallberger Allee 2
D-8132 Tutzing (W)

Professor Dr. med. Dr. h. c. Boris Luban-Plozza
Casa Incontro
CH-6612 Locarno

Chefarzt Dr. Giorgio Mombelli
Spital Locarno
CH-6600 Locarno

Chefarzt Professor Dr. Frank Nager
Kantonsspital Luzern
CH-6000 Luzern

Professor Dr. W. Pöldinger
Dir. Psychiatrische Klinik der Universität
Wilhelm-Klein-Straße 27
CH-4025 Basel

Professor Dr. med. Ursula Sehrt
Gneisenaustraße 37
D-4330 Mülheim 1-Heissen (W)

Der alternde Mensch als Herausforderung

Der Arzt als Arznei – eine Utopie?

B. Luban-Plozza

Altern ist nach H. Schipperges schon eine Herausforderung, eine Provokation, die uns immer wieder von neuem herausfordert, in einer notwendig befristeten Existenz Stellung zu nehmen, da zu sein, wach zu bleiben, ohne sich einlullen zu lassen vom trägen Strom der Zeit. Eine Herausforderung verlangt ganz einfach – wenn man den provokativen Ton überhaupt ernstnehmen will – eine Antwort.

Die zukünftige Entwicklung des Altersaufbaus der Bevölkerung wird wesentliche Einflüsse auf das Zusammenleben in unserer Gesellschaft haben. 1970 zählte man in der Schweiz 70000 Rentner, 1983 nahezu 90000; im Jahre 2000 wird die Millionengrenze überschritten sein und bis 2025 wird die Zahl auf rund 1,4 Millionen steigen. Prozentual gesehen, erhöht sich der Anteil der Personen jenseits des „erwerbsfähigen" Alters zwischen 1970 und 2025 von 11,5% auf 20,9%, also um mehr als 10%. Auffallend ist dabei die anteilmäßig starke Zunahme der Hochbetagten, d. h. der 80- und mehrjährigen: 1970 waren es 110000, 2025 werden es über 350000 Männer und Frauen sein. Welche Strategien sind einzuschlagen, um – angesichts drohender Vereinsamung und Beziehungsnot – die vita activa mit möglichst vielen neuen Entfaltungschancen in eine vita contemplativa einmünden zu lassen?

Alter – Last oder Kapital?

Aus einer Mitteilung vom Juli 1989 von John McIntosh (Universität Indiana) können wir entnehmen, daß in Nordamerika die Anzahl der Suizidfälle bei Personen über 65 Jahren um 25% zugenommen hat, weit mehr als in den übrigen Altersklassen. Diese Angabe stützt sich auf statistische Daten aus den Jahren 1981–1987.

„Die neuen Alten, eine Generation der Endfünfziger und Sechziger in der sog. nachberuflichen Lebensphase sind im allgemeinen noch erwerbsfähig, aber nicht mehr erwerbstätig. Sie leben als Generation zwischen Lebensmitte und Lebensabend. Sie zählen weder zu den Jungen noch zu den Alten. Sie sind eine lebens- und berufserfahrene Generation, oft voller Aktivitätsdrang, aber ohne rechtes Betätigungsfeld. Können wir es uns als Gesellschaft leisten, ihre Erfahrungen, ihr Können, ihr Wissen brachliegen zu lassen? Es ist die z. Z. am schnellsten wachsende Bevölkerungsgruppe. Es liegt auch an uns, an der Gesellschaft, ob diese Tausende von Menschen zur Altenlast oder zum Altenkapital werden." So warnte Ursula Lehr, Gesundheitsministerin in der BRD, kürzlich an einer Pro Senectute-Tagung.

Albert Schweitzer hatte recht mit seiner Aufforderung: Schafft Euch – und wenn Ihr noch so viel zu tun habt – stets ein Nebenamt! Ein Nebenamt, mit dem vieles von dem ausgerichtet werden kann, was in unserer durchorganisierten Gesellschaft nicht vorgesehen ist und daher unerledigt bleibt. Gewöhnlich werden die Entdeckungen des

Genies seiner Leistungsfähigkeit zugeschrieben. Die Geschichte lehrt jedoch, daß das fortgeschrittene Alter nicht daran hindert, unsterbliche Werke zu schaffen. Einige der glänzendsten Schöpfungen haben eine lange Reifezeit und vertieftes Nachdenken erfordert. Es sei an Giuseppe Verdi erinnert, der seinen „Falstaff" mit 80 Jahren vollendete. Oder an Michelangelo Buonarotti, der mit 89 Jahren noch ausdauernd an der „Pietà Rondanini" arbeitete und an Giovanni Bellini, welcher mit 91 Jahren die „Madonna con Bambino e San Giovanni Battista" malte.

Unter den Schriftstellern sei Leo Tolstoi hervorgehoben, der mit 71 Jahren sein Werk „Die Auferstehung" vollendete; George Sand, die mit 72 Jahren den Roman „La tour de Perdemont" schrieb; George Bernard Shaw, der mit 83 Jahren die Komödie „Goldene Zeit des guten Königs Karl" inszenierte.

Mit 72 Jahren begab sich der Mediziner Robert Koch nach Afrika um die Schlafkrankheit zu studieren; mit 83 Jahren veröffentlichte Sigmund Freud seine Arbeit „Moses und die monotheistische Religion"; Sir John C. Eccles, Nobelpreisträger für Medizin, ist mit 86 Jahren unser Tessiner „Tizian" der Wissenschaft.

Unter den Staatslenkern war die 70jährige Elisabeth I. unermüdlich im Gewähren von Audienzen; in neuerer Zeit sind Adenauer und Pertini trotz ihres fortgeschrittenen Alters gewählt worden, um die Verantwortlichkeiten ihres hohen Staatsamtes zu tragen. Wir könnten auch an Sebastiano Cabato erinnern, welcher, über 80jährig, eine Expedition zur Erforschung von „anderen unbekannten Religionen" organisierte; oder Chichester, der über 70jährig allein das Abenteuer der Überquerung des Atlantiks wagte. Mit 87 Jahren hatte – und dies mit Erfolg – Andrea Doria das Kommando der spanischen Flotte im Korsischen Kriege inne.

Die Liste ist endlos. Genannt seien noch der Architekt Lloyd Wright, der die Hälfte seiner Bauten zwischen seinem 68. und 91. Lebensjahr entwarf, Papst Johannes XXIII., der als Übergangspapst im hohen Alter das Zweite Vatikanische Konzil einberief.

Pablo Picasso sagte: „Ich bin jetzt über 93 Jahre alt, also nicht gerade jung, jedenfalls nicht mehr so jung wie ich mit 90 war. Aber Alter ist überhaupt etwas Relatives. Wenn man weiter arbeitet und empfänglich bleibt für die Schönheit der Welt, die uns umgibt, dann entdeckt man, daß Alter nicht notwendigerweise altern bedeutet, wenigstens nicht altern im landläufigen Sinn. Ich empfinde heute viele Dinge intensiver als je zuvor, und das Leben fasziniert mich immer mehr."

Es gab aber auch immer die Alten und Hochbetagten in den Familien und Sippen, die nicht nur Last, sondern auch Stütze waren und die Gruppe zusammenhielten. „Wir erwähnen nur die Funktion der „Nonna".

Stand der Alternsforschung

Als Ansätze in der Gerontologie der letzten Zeit sind hervorzuheben: eine stärkere Betonung der Individualität der Alternsprozesse und damit einhergehend die Forderung nach einer „differenzierten Geriatrie", eine stärkere Einsicht in die soziale und ökologische Bedingtheit der Alternsvorgänge und schließlich die auf diesen Erkenntnissen aufbauende „Interventionsgeriatrie".

Die psychosomatische Forschung enthüllt die Bedeutung von zwischenmenschlichen Bindungen: Isolierung hat besonders im Alter tiefgreifende Auswirkungen auf Herz, Kreislauf und Immunsystem. Es geht um den *Risikofaktor Einsamkeit*, der mit zunehmender Isolation immer mehr ins Gewicht fällt: die „kränkende" Trennung macht krank. Heilende und lehrende Berufe können als Sinn-Vermittlungs-Instanzen in dieser Situation Verständnis und Hilfe anbieten. Eine Medizin der menschlichen Beziehung tut not. Belastende Ereignisse wie z. B. Streß – infolge von Überlastung aber auch infolge von Unterbeschäftigung – oder Verlust des Lebenspartners wirken sich direkt auf das *Immunsystem* aus. Dieses ist ein wichtiges Bindeglied zwischen psychosozialen und somatischen Prozessen und gehört zu den *ganzheitlichen Regulationsmechanismen* für Gesundheit und Krankheit.

Die neue PNI-Forschung (Psycho-Neuro-Immunologie) geht diesen Zusammenhängen nach und bestätigt mit neuen, somatisch faßbaren Daten wichtige Einsichten der psychosomatischen Praxis. Die Vorstellung eines zusammenhängenden Systems der Psychoneuroimmunologie bietet heute keine Schwierigkeiten mehr. Man müßte dann allerdings das bisher gültige Paradigma aufgeben, das eine lineare, kausal-analytische, reduktionistische naturwissenschaftliche Betrachtungsweise zu einseitig begünstigt. Nerven- und Immunsystem haben einige *Gemeinsamkeiten:* sie sind ungeheuer komplex, durchziehen den ganzen Körper, haben ein „Gedächtnis" und sind zuständig für die Abgrenzung des „Selbst" von der übrigen Welt – auf seelischem wie körperlichem Gebiet.

Jede Nervenzelle hat mit bis zu 10 000 anderen Kontakte, aber nicht nur durch die elektrische „Vernetzung", die durch Sir John C. Eccles vertreten wurde, sondern überdies durch Neurotransmitter, die an den Synapsen wirksam werden. Auf sehr diffizile Weise wird ein ursprünglich elektrisches Signal in biochemisch faßbare Speicherstoffe umgesetzt. Dieses *Modell des synaptischen Mikromilieus* nimmt an, daß hier noch weitere Signale von außen modulierend eingreifen können, vor allem *Hormone.* Das Zentralnervensystem ist nicht nur durch seine anatomischen Ausläufer mit der Peripherie verbunden, sondern auch über die Steuerung der neurohormonellen Vorgänge.

Hierzu gehört schließlich auch die *Endorphin-Forschung,* die in den frühen 70er Jahren mit der unerwarteten Entdeckung von Opiatrezeptoren im Gehirn begann. Wenn wir über diese Rezeptoren verfügen, so schlossen die Wissenschafter, ist es wahrscheinlich, daß der Körper opiat- oder morphinähnliche chemische Substanzen produziert. Und genau die wurden entdeckt: eine Gruppe von Stoffen, genannt „Endorphine" (kurz für „endogene Morphine"), die von den Rezeptoren aufgenommen werden und eine Steigerung des Wohlbefindens bewirken.

Krisensituationen

Im folgenden wollen wir einige typische Krisensituationen beim Überschreiten der Lebensmitte beschreiben. Wir wollen die Situationen der abnehmenden körperlichen Leistungsfähigkeit, der „Generationentrennung", der Beendigung der Berufstätigkeit und des „Rückblickes" näher untersuchen.

Abnehmende körperliche Leistungsfähigkeit

Nach der Lebensmitte macht jeder Mensch die Erfahrung, daß seine körperliche Leistungsfähigkeit abnimmt. Die Augen und das Gehör lassen nach, und der Ältergewordene merkt, daß er beim Treppensteigen und beim schnellen Gehen rascher kurzatmig wird als Jüngere. Männer machen oft Störungen der Potenz, Frauen klimakterische Beschwerden zu schaffen. Kurzum, man macht die Erfahrung, daß man zwar jetzt in der 2. Lebenshälfte vieles weiß, was man als junger Mensch noch nicht wußte, daß man aber umgekehrt jetzt auch manches nicht mehr oder zumindest nicht mehr so gut kann, wie man es früher konnte. Glich man früher Rückschläge und Frustrationen und die damit zwangsläufig verbundenen dysphorischen Stimmungen durch vermehrte Leistung und Aktivität aus, so merkt man jetzt, daß die eigene Leistungsfähigkeit und damit die Kompensationsmöglichkeit in zunehmendem Maße eingeschränkt werden. Da am Ende dieses Abbauprozesses irgendwo einmal der Tod steht, erhält die Antizipation des eigenen Todes wesentlich stärkeren Realitätsgehalt als in den vorangegangenen Lebensphasen.

Generationentrennung

Mit dem Altern brechen immer mehr Beziehungen ab. Die eigenen Kinder gehen aus dem Haus, Freunde und Verwandte sterben. Vor allem den Müttern fällt es oft schwer, im Verhältnis zu ihren Kindern auf ihre ehedem fürsorgende Aufgabe zu verzichten. Überhaupt muß der alternde Mensch Abschied nehmen von mancherlei Aufgaben der vorangegangenen Lebensabschnitte, er muß nach einem Wort v. Gebsattels „lebensimmanente Tode" sterben.

Sicher betont Verena Kast mit Recht, daß Menschen, die sich nach dem Verlust des Partners, mit dem sie über Jahrzehnte zusammengelebt haben, wie halbiert und entzweigeschnitten fühlen, nicht etwa unreife Personen seien, die sich in einer symbiotischen Beziehung aufgegeben haben. Sie zitiert Augustin in seiner Verzweiflung nach dem Tod seines Freundes:

Denn ich habe meine und seine Seele als eine einzige in zwei Körpern empfunden, und deshalb schaudert mich vor dem Leben, weil ich nicht als Halber leben wollte ...

Es gehört zum menschlichen Leben, daß das Selbsterleben sich wesentlich aus den Beziehungen zu anderen Menschen ergibt, daß wir oft als unser Selbst erleben, was andere Menschen in uns hervorgerufen haben und immer wieder hervorrufen und daß unsere Beziehung zu unserer Tiefe, zu unserem Innersten selbst, durch die Beziehungen geprägt ist, die wir zu anderen Menschen haben, insbesondere durch die Liebesbeziehungen.

Jürg Willi spricht in diesem Zusammenhang davon, daß die Lebensgemeinschaft den Charakter eines Prozesses habe, mit dem Ziel, gemeinsame Geschichte zu stiften, welche Zeichen setzt und Spuren hinterläßt. Er spricht vom dyadischen Selbst (Paarselbst),

... da die Partner große Anteile ihres Selbst, also des eigentlichen Wesenskerns der Person, nicht mehr unabhängig voneinander wahrnehmen und erfahren, weshalb die gewaltsame Trennung zweier Liebender als Entzweigeschnittenwerden, als Zerstörung nicht nur der Beziehung, sondern des eigenen Selbst erlebt werden kann, welches ausblutet und seiner Kräfte und seiner Organisation verlustig geht.

Der Verlust von Aufgaben und Beziehungen führt oft zur Isolation und Einsamkeit des alternden Menschen und macht ihn hoffnungslos. Diese Hoffnungslosigkeit schafft ein günstiges Klima für das Auftreten psychosomatischer Erkrankungen.

Unsere Gesellschaft macht den älteren Menschen die Suche nach neuen Aufgaben sehr schwer. Ihre Qualitäten will sie nicht anerkennen. Der Alternde, der sich plötzlich den Jungen gegenübersieht, die ihn und seine Wertorientierung nicht verstehen oder ablehnen, der Kontaktschwierigkeiten zur „jungen Generation" hat, zu der er doch vor kurzem noch selbst gehörte, steht vor einem der schwersten Lernprozesse im Leben: Er muß sein eigenes Altern in den Griff bekommen. Unter den gegebenen gesellschaftlichen Umständen heißt das auch, daß er sich abgrenzen muß von der Vorstellung, Altern sei ein „Abstieg von Wert zu Unwert" oder der „Beginn eines defizitären Prozesses" (Oesterreich).

Der Abnahme von Expansions- und Leistungsfähigkeit beim alternden Menschen steht die Zunahme von Lebenserfahrung und Individualität gegenüber. Diese Qualitäten gelten aber wenig in einer Gesellschaft, in der die Lebensbedingungen sich zunehmend schneller ändern, die dabei Dynamik, Elastizität und Anpassungsfähigkeit zu ihren Götzen erhoben hat und in der die Sucht nach immer Neuem ebenso zunimmt, wie die Lebenserfahrung an Wertschätzung verliert. Unter diesen Bedingungen kann die junge Generation ihre Alten nicht annehmen.

Im Jahr 1817 konnte Wilhelm von Humboldt schreiben: „Ich hätte gern, bevor ich stürbe, einige Jahre bloßer Ruhe, reiner Abgezogenheit von den irdischen Dingen der Welt." Humboldt war damals 50 Jahre alt. Aus dem gleichen Alter lesen wir den erstaunlichen Satz: „Es würde mir sein, als hätte mir im Leben etwas gefehlt, wenn ich nicht eine leere, rein müßige Zeit vor dem Tod gehabt hätte." Wie selten haben wir das noch, diese Sehnsucht nach leerer Zeit, ein solches Verlangen nach Langeweile! Zeit, die sich rundet, ein Raum, der ganz wird und voll, sich erfüllt.

Beziehungsorientierte Altersmedizin

Psychosomatische Krankheiten treten in der zweiten Lebenshälfte häufiger auf als in der ersten. Die Gründe hierfür liegen in der Abnahme der physischen bei gleichzeitiger Zunahme der psychischen Belastung, dem Bewegungsmangel, der Fehlernährung bei gleichzeitiger verminderter Streßverarbeitungsfähigkeit. Der Mensch neigt in der zweiten Lebenshälfte dazu, funktionelle Syndrome, statt neurotische Fehlhaltungen zu entwickeln. Psychosomatik des älteren Menschen ist *nicht* durch ein *bestimmtes* als psychosomatisch bezeichnetes Krankheitsbild definiert. Vielmehr verstehen wir darunter die *vielfältigen Erscheinungsformen* des Krankheitsgeschehens angesichts der Krisensituationen, die das Alter mit sich bringt.

Zu den Grundzügen der Situation des alten Menschen gehören: emotionaler Rückzug, basierend auf der Erfahrung mangelnder Zugehörigkeit; Leistungsminderung und ein Aktivitätsdefizit, bei zunehmendem Bedeutungsverlust im psychosozialen Umfeld. Daraus folgen Ich-Verunsicherung, Vertrauensschwund, seelische Leere durch verminderte Erlebnisfähigkeit bei gehemmten Denkabläufen mit Nachlassen des Aktualgedächtnisses. Als Folge der *reduzierten* subjektiven Erlebnisfähigkeit stellen sich Abwehr- und Mißtrauensreaktionen mit starken Ängsten ein.

Die psychosomatische Betrachtungsweise von Krankheiten ist keine „Spezialität", sie ist ein Konzept, eine grundlegende Einstellung, ein *integratives Prinzip,* alle medizinischen Fachgebiete betreffend. Bereits im 19. Jahrhundert betonte Freud, daß sich der Mensch entwickelt, wenn er sich frei ausspricht, seine Gefühle mitteilt und sich selbst erlebt. Warum das so ist, wissen wir nicht. Wir wissen nur, daß sich der Mensch in der Begegnung entfaltet und entwickelt. Das „Gespräch", die Kommunikation, das gefühlsmäßige Erleben ist Mittel der Behandlung, besitzt aber auch therapeutische Funktion: es fordert den ganzen Menschen. Psychosomatik heißt beziehungsorientierte Medizin, im Sinne der *Beziehungsdiagnose und Beziehungstherapie,* wie wir sie genannt haben. In der Sprache des *Leibes* wird seelisches Leiden mit den sich abspielenden somatischen Entsprechungsvorgängen erkannt, erlebt, angenommen.

Wir merken, daß im Alter vermehrt abnutzungsbedingte körperliche Krankheiten und Gebrechen zur Verfügung stehen, in welche die psychische Problematik sich einbetten kann. Dadurch würden psychosomatische Störungen im Alter auch ihre Relevanz verlieren, „denn es müsse nicht gewissermaßen aus dem Nichts ein neues, typisch somatisches Krankheitsbild geschaffen werden."

Es ist angesichts dieser Problematik eine der vordringlichen ärztlichen und mitmenschlichen Aufgaben, dem alternden Menschen ein positives Lebensgefühl, ein Gefühl der Gleichwertigkeit, emotionalen Zugehörigkeit und individuellen Wichtigkeit als Mitmensch zu vermitteln. Dazu gehört die Bereitschaft, das Altwerden und Altern anzunehmen nach der Devise: „Der Lebensabend beginnt bereits am Nachmittag". Jedes Fordern fördert alte Patienten, sogar Alzheimer-Kranke. Ohne die Unterstützung anderer ist es jedoch schwer, das eigene Verhalten, ja sogar die Physiologie zu regulieren.

Der Arzt als Dolmetscher

Wir müssen eine Vielzahl von Krankheiten *genau* kennen, darüber hinaus aber das prinzipielle „Nicht-heil-Sein" des Menschen nicht vergessen. Der Patient und der Arzt treffen im Sprechzimmer mit unterschiedlichen Voraussetzungen und Erwartungen aufeinander. Mit einem aus den Klagen und Beschwerden sich formenden *Bild der unorganisierten Krankheit* macht der Kranke in seiner ganz persönlichen Art dem Arzt ein Angebot, also eine persönliche Mitteilung. Will ein Arzt zu einer tieferen, zu der persönlichen Gesamtdiagnose seines Patienten kommen, so muß er lernen, dessen Sprache, etwa auch die Symbol- und Körpersprache, zu verstehen – Dolmetscher im ärztlichen Gespräch zu werden. Zuhören allein genügt nicht. Das „*Hören mit dem dritten Ohr*" ist wie das Lesen zwischen den Zeilen: So können wir erfassen und erkennen, was der Patient – oft sehr verschlüsselt – mitteilen möchte.

Oliver Sacks entwickelt eine Analogie zwischen kognitiver Neurologie und Psychologie: „Wir brauchen das Konkrete und Reale ebenso wie er (,Der Mann, der seine Frau mit einem Hut verwechselte'), und gleich ihm sind wir nicht in der Lage, es zu erkennen. Unsere kognitiven Wissenschaften leiden selbst unter einer Agnosie ..., ganz dem Abstrakten und Berechenbaren zugewendet." Wir sollen mit andern Worten den Patienten nicht allein über dessen Beschwerden befragen und so zu erkennen geben, was für uns wichtig ist und was nicht. Der Patient beantwortet sonst ausschließlich vorgegebene Fragen; dadurch kommen möglicherweise gerade jene Aspekte der Krankheit nicht zur Sprache, die ihn am meisten beschäftigen. Es gibt eine *kleine Psychosomatik in der Praxis,* die für Ärzte aller Fachrichtungen erlernbar ist.

Verändernde und heilende Kraft geht auch dann verloren, wenn ein Therapeut seine Energien auf *Theorien über den Kranken* anwendet, anstatt auf die Person, so wie sie ist, und auf den Prozeß, so wie er sich unmittelbar ereignet. Die Kommunikation wird zum Gegenstand gemeinsamer Wirklichkeit. Die vordergründige Frage an jeden Patienten ist: „Warum gerade hier, warum gerade jetzt?" Damit ist die Auslösesituation angesprochen, die das subjektive Erleben maßgeblich beeinflußt. Das Vertrauen in die therapeutische Wirkung des Wortes mangelt oft gerade den alten Patienten. Die allgemeine Ablehnung der Psychiatrie und der Psychotherapie ist noch immer sehr groß. Vor allem die alten Kranken verlangen oft die *sozial viel höher bewertete und besser akzeptierte Organdiagnose.* Gerade bei ihnen gilt es aber, den seelischen Aspekt des Krankseins in die diagnostischen und therapeutischen Überlegungen einzubeziehen, die Gleichberechtigung seelischer Leiden neben den physischen anzunehmen. Beim *psychosomatischen Zugang genügt fachliches Wissen nicht.* Die eigene Person und das psychosoziale Umfeld des Patienten müssen berücksichtigt werden. Nicht nur der Patient, sondern auch der Arzt steht auf dem Prüfstand. Zu denken gibt das Ergebnis vieler wissenschaftlicher Untersuchungen, wonach nur etwa die Hälfte der Patienten die *ärztlichen Ratschläge* befolgt und nur rund 40% der Medikamente gemäß ärztlicher Verordnung eingenommen werden. Die Gründe liegen zu einem wesentlichen Teil im ungenügenden Informationsaustausch und in einer gestörten Beziehung zwischen Arzt und Patient.

Der Arzt als Arznei – keine Utopie

Im modernen Zeitalter darf eine alte Wahrheit nicht vergessen werden: nämlich die Tatsache, daß zur ärztlichen Hilfeleistung für den Kranken nicht nur naturwissenschaftliches Überlegen und Technik gehören, sondern ebensosehr persönliche Anteilnahme am Kranken, persönliche Beziehung und *persönliche Einfühlung.* Im Schatten der blendenden Fortschritte biologischer Forschung, medizinischer Technik und gezielter Heilmethoden droht die persönliche Beziehung des Arztes zum Kranken vernachlässigt zu werden. Gerade sie aber gilt es zu erforschen, an ihre Bedeutung ist im Gespräch mit Ärzten und Studenten zu erinnern. Denn Alter und chronische Krankheiten gehören zu den Zukunftsaufgaben der psychosomatischen Medizin. Vor allem der *Hausarzt* kann den Menschen der zweiten Lebenshälfte gezielt auf das hohe Alter vorbereiten, da er ihn und seine Familie in den vorangegangenen Lebensprozessen und -krisen begleitet hat. Wir können dieser Aufgabe nur in der Bereitschaft zum therapeutischen Bündnis gerecht werden, als Ansprechpartner unserer altgewordenen Patienten, bis in die Bereiche ihres Ausgeliefertseins an Endzeitängste, präsuizidale Bedrohungen und Hoffnungslosigkeit in der Todesnähe. Dies erfordert immer dringlicher die Vorbereitung des Arztes auf den Umgang mit der besonderen Situation des alten Menschen und seiner Phänomenologie.

Neben den alterstypischen Herz-, Kreislauf- und Gefäßerkrankungen mit psychophysischer Einengungssymptomatik Verschleißerkrankungen des Knochensystems und stoffwechselbedingten Hautkrankheiten steht die Psychosomatik der Erschöpfung, des Verbrauchtseins im Vordergrund der Erscheinungsbilder. Sie drückt sich aus in verlustbedingter Niedergeschlagenheit, depressiver Stimmungslage und Neigung zu ständigem Klagen. Schon Goethe wußte: „Jeder will alt werden, aber keiner alt sein." Aus dem Gefühl der Lebensversäumnisse, der Trauer um das verlorene Wir in Partnerschaft und Familie entwickeln sich Verlustängste, aggressive Reizbarkeit, depressives Minderwertigkeitsgefühl. Diese Zustände können zu Grundgestimmtheiten führen, die psychosomatische Störungen der verschiedensten Organsysteme hervorrufen. Erich Fromm sagte mir immer wieder: es ist das *„Gefühl nicht gelebt zu haben"* (ungelebtes Leben), das der Ursache irrationaler Angst vor dem Tode zugrunde liegt.

Balint-Arbeit:
Das Tor zur Psychosomatik

Der Kliniker Viktor von Weizsäcker sprach von einer stumm gewordenen Medizin und fordert ihre *Rehumanisierung*. Laborparameter und Datenerfassung haben in unseren Sprechstunden weithin das Wort als Behandlungsmittel verdrängt. In der erlernten, naturwissenschaftlich orientierten Technik der Anamneseerhebung, die Balint „krankheitsorientiert" nennt, geht es dem befragenden Arzt in erster Linie darum, alle Beschwerden und Daten des Patienten als Signale der somatischen Krankheit zu erfassen und zu werten. Michael Balint (1896-1970), ungarischer Arztsohn, langjähriger Schüler des Psychoanalytikers Ferenczi, stellt diesem *krankheitsbezogenen* Aspekt den *beziehungsbezogenen* im Interaktionsgeschehen zwischen Arzt und Patient gegenüber. Um den ganzen Menschen der späten Jahre zu erfassen – das gilt vor allem für seine Gestik, Stimme und Körpersprache –, bedarf es einer ständigen Übung der eigenen Wahrnehmungsfähigkeit für die *„Beredsamkeit der Gebärde"*. Nach Fromm erreicht der sie Wahrnehmende für ihre personengebundene Bedeutung – wie für die Botschaft der Träume und Wachträume – „ein untrügliches Gefühl", vergleichbar mit dem, das uns sagt, ob ein Ton in einer Melodie oder ein Reim in einem Gedicht stimmt.

Die Teilnahme an einer *Balint-Gruppe* ist eine wesentliche Hilfe um die Beziehungsdynamik zwischen Arzt und Patient zu erlernen und sich Sicherheit anzueignen. Balints Ausgangspunkt war die Erkenntnis, daß der Arzt selbst mit seinen Gefühlen und Reaktionen auf den Patienten ein wichtiges diagnostisches Instrument und damit als „Droge Arzt" eine unaustauschbare Arznei darstellt, die ebenso der „kontrollierenden Arzneimittelprüfung" bedarf.

Das Gespräch als Ereignis

Das ärztliche Gespräch darf *nicht zum gegenseitigen Monolog* werden. Grundbedingung für sein Gelingen ist die erlernbare Fähigkeit zum Zuhören, auch ohne Ratschläge zu erteilen, bei behutsamer Beherrschung der *offenen Fragetechnik* als Orientierungshilfe. Dabei ist die Qualität der zur Verfügung gestellten Zeit wichtiger als die Quantität. Der in der Psychodynamik des Ablaufs seelischer Altersprozesse Unerfahrene steht oft ratlos und unvorbereitet vor dem Widerstandsphänomen des Schweigens, der verbalen Verweigerung, deren Öffnung nur durch Güte, Geduld und Gelassenheit gelingt.
Auch das Gespür für den *Zeitpunkt* und den *Ort des Gesprächs* ist wichtig. Wann habe ich das Gefühl, daß kooperatives, einfühlendes Anwesendsein und -bleiben wichtiger ist als Reden? Gerade die stumme Interaktion mit dem Patienten, die persönliche Hilfe, das „einfache Dabeisein", die Bereitschaft, so lange Partner des Patienten zu sein, wie diese Partnerschaft bestehen kann, erlebt der Kranke als wertvoll: als Beweis seiner Gleichwertigkeit als Mitmensch. Das Gesprächsangebot ist also Aufgabe des Arztes. Der Patient versucht zwar nonverbal oder auch verbal Ansprüche an den Arzt zu richten, muß sich aber meist unterordnen, den Arzt gewähren lassen. Auch in dieser *asymetrischen Beziehung* findet der Patient Hilfe und Schutz, wenn seine Bedürfnisse richtig verstanden werden.
Die Haltung des Arztes möge sich an einem Leitsatz von Meister Eckhart orientieren: „Die wichtigste Stunde ist immer die Gegenwart, der bedeutendste Mensch immer der, der dir gerade gegenübersteht, das notwendigste Werk ist immer die Liebe..."

Literaturhinweise

Luban-Plozza B, Dickhaut H-H (Hrsg) (1984) Der psychosomatische Zugang – Chance für Patient und Arzt – Forum 19 (1989) Praxis der Balint-Gruppen. Beziehungsdiagnostik und Therapie, 2. Aufl. Springer, Berlin Heidelberg New York London Paris Tokyo Hong Kong

Luban-Plozza B, Knaak L, Dickhaut H-H (1990) Der Arzt als Arznei. Das therapeutische Bündnis mit dem Patienten, 5. Aufl. Deutscher Ärzteverlag, Köln

Luban-Plozza B, Pöldinger W, Kröger F (1989) Der psychosomatisch Kranke in der Praxis. Erkenntnisse und Erfahrungen, 5. Aufl. Springer, Berlin Heidelberg New York London Paris Tokyo

Ritschl D, Luban-Plozza B (1987) Die Familie: Risiken und Chancen. Birkhäuser, Basel-Boston

Einblick in die Monte-Verità-Gruppen

Abhängigkeit und Befreiung – Drogenabhängige im Gespräch mit Ärzten

W. Pöldinger

Diese Tagung findet in einem Raum statt, der Michael Balint gewidmet ist, welcher hier gelebt, gewirkt, gesprochen und gearbeitet hat. Es mußten jedoch Jahrzehnte vergehen, bis das erste Wort einer Tagung von einem Kollegen aus Ungarn und Rektor einer ungarischen Universität gesprochen wurde. Wir haben zwar schon seit längerer Zeit Kollegen aus Ungarn begrüßt, aber daß heute das Eröffnungswort von einem ungarischen Kollegen, Magnifizenz Prof. Janos Szilard, gesprochen wurde, ist meiner Meinung nach ein wirklich schönes Erlebnis, das dem Namen Monte Verità Wahrheit verschafft. Wir Asconauten haben allen Grund, da wir uns doch im Sinne von Balint verstehen, zu diesem Ereignis ein herzliches und lautes „Allegra" zu rufen.

Seit Jahren ist bei Boris Luban-Plozza und mir immer schon die Idee aufgetaucht, daß die die sich ja durch eine besondere Spontaneität auszeichnen, auch einmal durch die Anwesenheit von Patienten bereichert sein könnten. Und so sind wir auf die Idee gekommen, zu versuchen, Gruppen zu bilden, zu denen auch Patienten zugelassen sind. Sowohl den Patienten als Betroffenen wie auch den Betreuern soll die Möglichkeit zum Gespräch gegeben werden. Wir nannten diese Gruppe, da sie sich hier am „Berg der Wahrheit" zum ersten Mal konzentrierte, Monte-Verità-Gruppe. Bereits bei der ersten Gruppe „brustkrebskranke Frauen" zeigte sich, daß die Betreuer z. T. viel betroffener waren als die Betroffenen. Die Patienten wurden angehalten, möglichst offen zu sprechen. Wir haben sie gefragt, was wir tun sollen, was wir falsch gemacht haben. Daraus ist ein sehr lebhafter Dialog entstanden. In Herrn Gero von Boehm haben wir einen „Filmemacher" gefunden, der die Gespräche mit seinem Team meisterlich aufgezeichnet hat. Sponsoren haben den finanziellen Rahmen geschaffen und somit dieses Unternehmen ermöglicht. Zu erwähnen ist in diesem Zusammenhang insbesondere die Firma GALENUS MANNHEIM, die schon einige Projekte ermöglicht hat.

Diese Filme über Monte-Verità-Gruppen sind aus didaktischen Gründen für Demonstrationszwecke nach dem Prinzip aufgebaut: „Wir wollen vom Patienten lernen, wir wollen nicht nur zuhören, wir wollen ihn befragen." Es hat sich gezeigt, daß die Monte-Verità-Gruppen eine unheimliche Dynamik entfalten können und Verbindungen schaffen, die bestehen bleiben. So sind wir z. B. mit der ersten Gruppe der brustkrebskranken Frauen immer noch in engem Kontakt. Kürzlich war eine Veranstaltung der Selbsthilfegruppe für „brustkrebskranke Frauen" in Hannover. Dort traf ich eine Patientin, die durch eine unserer Gruppen inspiriert wurde, innerlich intensiver zu leben und sich selbst zu beobachten. Die Patientin ist inzwischen verstorben, sie hat jedoch vor ihrem Tode noch eine Türkeireise unternommen – eines ihrer schönsten Erlebnisse, die sie mir dann auf meine Bitte hin geschildert hat. Die Dokumentation wird in Kürze publiziert, denn mit ihr ist etwas entstanden, das jedem Therapeuten sehr zu denken geben wird.

Nun aber genug zu dieser Gruppe, zu der nachher noch eine Diskussion stattfinden wird. Wir haben einige solcher Gruppen organisiert und gefilmt und stellen sie vor.

Wenn die Idee gut ist, dann werden sie auch andere aufgreifen. Wenn die Idee nicht gut war, dann wird es ein Versuch gewesen sein.
Das Videoband „Abhängigkeit und Befreiung - Drogenabhängige im Gespräch mit Ärzten" (GALENUS MANNHEIM GmbH) wird aufgeführt.

Diskussion

Solms: Ich war damals dabei und hatte die Ehre, in der Gruppe diese direkte Begegnung erleben zu können. Dort entwickelte sich eine Offenheit, in der wir uns in einer Weise radikal gegenübersaßen, daß man das Gefühl hatte: Ich bin ausgezogen. Das provozierte dann auch das Gefühl der direkten Betroffenheit: Inwieweit bin ich als Therapeut überhaupt grundsätzlich verschieden von den Menschen, die von ihrem Leiden sprachen. Und das alles spielte sich vor der Kamera ab, wo man sich dann natürlich auch ausgezogen fühlt und nie weiß, in welche Richtung das Gespräch weitergehen wird. Das hat mir ein Erlebnis von Unmittelbarkeit, Direktheit, Unausweichlichkeit und Authentizität vermittelt. Es war für mich eine Bestätigung, daß wir als Therapeuten, falls wir überhaupt etwas erleben und miteinander ausrichten können, dies nur bewirken, wenn die alten Schranken fallen.

Deutschmann: Ich bin praktischer Arzt und nehme an der Notfalldienst-Versorgung an meinem Wohnort teil. Ich bin daher in zwei Beziehungen mit Abhängigen, insbesondere Medikamentenabhängigen, verbunden. Im Notfalldienst ist die Begegnung zwischen Patient und Arzt eine sehr anonyme. In der Regel läuft die Begegnung so ab, daß der Drogen- oder Medikamentabhängige kommt, seine Wünsche äußert und eine Ablehnung durch den Arzt erfährt. Die Ablehnung wird dem Arzt aufgrund der Anonymität leicht gemacht. Die andere Ebene der Begegnung besteht in einer Hausarztbeziehung. Diese Hausarztbeziehung gestaltet sich in der Weise, daß ein Patient erscheint, der erkennen läßt, daß eigentlich viel größere Ansprüche da sind, die aber verboten sind, und daß die Beziehung zum Arzt nur angeknüpft wird, um über das Verschreiben von Medikamenten zum Ersatz für diese Ansprüche zu gelangen. Ich fühle mich in einer solchen Situation oft in die Rolle des Therapeuten versetzt, der den Deckel draufhält. Ich kann nur sagen, daß ich manchmal, auch wenn das jetzt hier vielleicht Widersprüche hervorruft, froh bin, wenn die Beziehung zu dem Patienten nicht tiefer geht, weil da ein derartiges Mehr an Bedürfnissen besteht, daß ich große Angst davor habe. Den Griff zum Rezept kann ich dann in irgendeiner Weise begrenzen. So läuft aber die Hausarztbeziehung dann genauso wie der Notfalldienst auf ein sadistisches Deckeldraufhalten hinaus. Ich möchte von daher sagen, es ist gar nicht so leicht, im normalen täglichen Umgang eine gemeinsame Ebene mit den Patienten zu finden. Man sucht immer irgendwie nach einer Ebene der Abgrenzung.

n. n.: Darf ich eine weitere Frage stellen? Was halten Sie von der Freiheit und Beschränkung der Patienten? Die zweite Patientin erwähnte, daß sie während der ersten Zeit der Therapie von der Außenwelt abgeschlossen war, also ihr Leben nur aus Essen und Trinken sowie Gesprächen mit den Mitpatienten bestand. Außenkontakte waren untersagt. Später wurde das lockerer. Wieweit kann man das für allgemeingültig halten, und was für eine Bedeutung hat eine solche Therapie für die Patienten?

Pöldinger: Ich bin sehr froh über diese Frage. Wir haben diese Begegnungen absichtlich so arrangiert, daß die Experten, die in diesem Bank Ärzte waren, in anderen Gruppen Sozialarbeiter, Krankenschwestern und Psychologen, in keinem direkten Verhältnis zueinander standen. Nur im Einzelfall einmal waren ein Patient und sein Arzt in der Gruppe. Wir wollten ja aus dieser Gruppe das

Persönliche absichtlich heraushalten und mehr das Allgemeine zeigen, nämlich die Prozesse, die sich ergeben, wenn man diese beiden Gruppen zusammenbringt und gemeinsam über Diagnostik, Therapie, Betreuung, Widerstand und was es da alles gibt, diskutieren läßt. Von daher kann ich Ihnen Ihre konkrete Frage jetzt für diese Patientin nicht beantworten. Ich weiß nur von dem, was sie mir erzählt hat, daß sie, wie es oft üblich ist, zuerst in einer geschlossenen Abteilung entzogen wurde, für die Dauer von etwa 10 Tagen, und dann auf eine Drogenstation zur Langzeitbehandlung gekommen ist. Dort hat sie sich verschiedenen Verpflichtungen unterworfen, nachdem sie ein Jahr bereits in dieser Drogenstation verbracht hatte. Man sieht es ihr ja auch an, daß sie wieder in einer relativ guten körperlichen Verfassung war. Das Prinzipielle zu diskutieren, was man tun soll, glaube ich, ist im Augenblick nicht die Aufgabe.

n. n.: In dieser Gruppe fand keine Behandlung statt, oder?

Pöldinger: Nein, ich habe ausdrücklich betont, daß wir diese Gruppen einmalig aufgenommen haben, zu vorwiegend didaktischen Zwecken, wobei es uns darum ging, diese beiden Gruppen, die ja sonst miteinander zu tun haben, einmal darüber diskutieren zu lassen, wie sie sich gegenseitig erleben, sehen etc. Es hat sich gezeigt, daß sich in dieser Gruppe, in diesen sechs oder acht Stunden, enorme dynamische Beziehungen abgespielt haben, die z. T. weit über das Gruppengeschehen hinausreichen. Ich habe ja auch einleitend erzählt, daß ich zu einzelnen Patienten über Jahre hinweg eine persönliche Beziehung habe. Aber das war nicht das primäre Ziel. Das primäre Ziel galt der Devise für den Unterricht, für die Weiter- und Fortbildung „vom Patienten lernen".

n. n.: Es hat mich sehr beeindruckt, daß diese beiden Patientinnen sagen, daß die Beziehung zu den Eltern ihnen schließlich geholfen hat. Und zwar die ultimative Forderung der Eltern, sie müßten nun Therapie machen. Ich war bisher der Ansicht, daß eine so solide Elternbeziehung eigentlich schon das Abgleiten in die Drogen, in die Sucht hindert. Wie ist das mit der allgemeinen Erfahrung?

Pöldinger: Wir sollten jetzt nicht in drei Minuten in eine allgemeine Diskussion über die Suchtfrage eintreten. Was diese zwei Patientinnen hier aussagen, das kann man natürlich nicht unbedingt verallgemeinern. Wir wollten mit diesem Film nicht den Versuch machen, eine Lösung für das Problem der Abhängigkeit zu finden, sondern nur zeigen, was sich zwischen den beiden Gruppen für Beziehungen ergeben können, wenn man sie einmal in dieser Zusammensetzung als Diskussionsgruppe zusammenfaßt, um aus ihren Beiträgen zu lernen. Man kann natürlich mit zwei Patientinnen und deren Aussagen nicht Grundlagen für die Problemlösung schaffen.

Petzold. Was verändert sich eigentlich, wenn man in einer solchen Gruppe dabei ist? Die Antwort ist einfach: Es ist ein einmaliges Ereignis. Wenn Sie als junge Kollegen hier sitzen, fragen Sie sich, wie es kommt, daß man 50, 60, 70 Jahre alt werden muß, um so ein einmaliges Erlebnis zu haben. Ist das nicht ein bißchen spät? Ich persönlich habe ein ähnliches Erlebnis als 30jähriger zusammen mit Prof. Pöldinger mit Toxikomanen gehabt. Ich habe vor 20 Jahren von Toxikomanen schon soviel gelernt, wie wir alle an diesem Nachmittag hier im Saal. Der Kern ist erinnern, wiederholen und durchdenken. Also, viele Fragen, die jetzt angestoßen sind, sind Erinnerungsfragen, die wir wieder in unser Gedächnis holen müssen. Dazu haben wir natürlich hier unsere Arbeitsgruppen heute, morgen und künftig. Da wird sehr viel zu durchdenken sein, damit wir uns auf den Weg begeben können, von der Position des Experten in one-up zu der Position des Betroffenen in one-down. Diese Erfahrung ist wichtig, da man nur so lernen kann, wie man in der One-up-Position mit anderen in der One-down-Situation umgehen muß.

Die Psyche des alten Menschen

H. Berzewski

Das Alter und die Psyche

Bedingt durch die Folge der medizinischen Forschung, in Verbindung mit den verbesserten sozioökonomischen Ressourcen, ist es in den letzten 50 Jahren zu einem zunehmenden Anstieg des Anteils alter Menschen gekommen (Abb. 1). Nach realistischen Prognosen muß davon ausgegangen werden, daß bis zum Jahr 2000 der Anteil der über 65jährigen in der Bundesrepublik Deutschland auf über 18% ansteigt.

Objektiv kommt es mit zunehmendem Alter auch zur Häufung von Erkrankungen. Die Krankheit verläuft zumeist länger, der alte Mensch muß sich mit der Realität auseinandersetzen, dauernd mit einem Leiden zu leben. Nur 25% der 65- bis 75jährigen und lediglich 16% der über 75jährigen sind vollkommen frei von somatischen Erkrankungen (Schettler 1974). Hierbei muß berücksichtigt werden, daß ältere Menschen häufig gleichzeitig an mehreren - u. U. sich gegenseitig ungünstig beeinflussenden - Krankheiten leiden.

Spätestens seit dem 1975 publizierten Bericht zur Lage der Psychiatrie in der Bundesrepublik („Psychiatrieenquête") ist auch deutlich geworden, daß die Alten „mit ihren psychischen, physischen und sozialen Gefährdungen eine ausgesprochene Risikogruppe für psychische Störungen darstellen". Bemerkenswert ist, daß im Vergleich zur Psychosenforschung oder der Erforschung depressiver Erkrankungen die epidemiologische Erfassung von psychiatrischen Alterserkrankungen lange vernachlässigt worden ist. Vor allen Dingen leichte hirnorganische Ausfallserscheinungen können oft nur unzureichend erfaßt werden. Dementsprechend schwanken die Statistiken über die Häufigkeit des Auftretens psychischer Erkrankungen beträchtlich (Tabelle 1).

Insgesamt kann davon ausgegangen werden, daß etwa ein Drittel der 65jährigen an einer psychischen Störung leidet. Für den Bereich der Bundesrepublik Deutschland ist davon auszugehen, daß etwa 3-4 Mio. Patienten vom psychiatrischen Aspekt Alterserkrankungen aufweisen, die einer psychologischen, psychiatrischen, psycho- oder soziotherapeutischen Behandlung bedürfen. Als Konsequenz dieser Entwicklung stellen Alterspatienten in niedergelassenen Praxen und allgemeinen Krankenhäusern das häu-

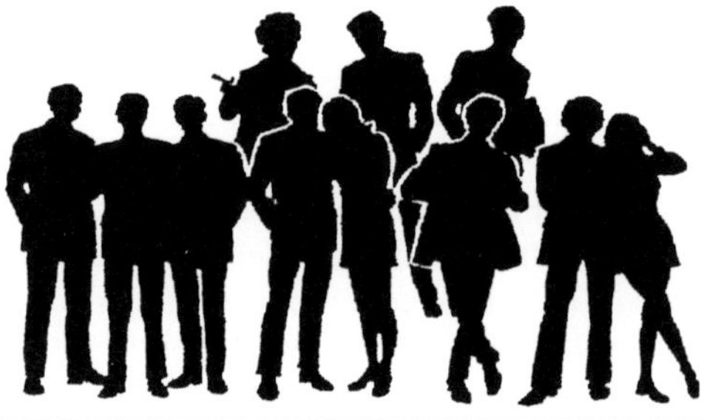

Mio	4,8	8,0	9,5	9,6	10,7	11,8
%	9,4	13,2	15,5	15,8	17,7	20,0
Jahr	1950	1970	1980	1990	2000	2005
					Prognose	

Quelle Statistisches Jahrbuch
Statistisches Bundesamt

Abb. 1. Altersstruktur der Bevölkerung in der BRD 1950-2005

Tabelle 1. Epidemiologie gerontopsychiatrischer Erkrankungen. Prävalenz psychiatrischer Erkrankungen bei über 65jährigen

Diagnosegruppe	in %	∅ in %	∅ n[a]
Schwere organische Psychosyndrome	3,1- 6,0	4,9	465 000
Leichte organische Psychosyndrome	4,5-15,4	8,7	826 000
Depressionen	4,0- 6,0	5,0	475 000
Funktionspsychosen	2,2- 3,7	2,9	275 000
Neurosen und Persönlichkeitsstörungen	6,8-12,5	10,0	950 000
		≈ 30	≈ 3

[a] bezogen auf 9,5 Millionen Einwohner über 65 Jahre in der BRD 1980

figste Klientel dar. Im Gegensatz zu differenzierten Trainingsangeboten und Hilfen bei der Gesprächsführung, dem Umgang und psychotherapeutischen Interventionen im weitesten Sinne für jüngere Menschen fehlen ähnliche Angebote für Alte fast vollständig.

Auswirkung von Verlusterlebnissen auf Körper und Geist des Alterspatienten

Im Gegensatz zu jüngeren Menschen hat der Therapeut bei alten Menschen von einigen Bedingungen auszugehen, die den Umgang mit dieser Gruppe von Kranken differenzieren.
Betrachtet man den Alterungsprozeß unter psychodynamischen Gesichtspunkten, so bleibt festzuhalten, daß prägende Erlebnisse aus der Kindheit aufgrund langjähriger trainierter zweckmäßiger oder unzweckmäßiger Verhaltensmuster einer ständigen Korrektur und Verdrängung unterliegen (Ernst 1959). Erhebungen von psychodynamisch relevanten Daten aus Kindheit und Jugend werden bei der Anamneseerhebung und Dokumentation stark vernachlässigt (Radebold 1979).

Entscheidend ist, daß die größten Belastungen und Auseinandersetzungen, die das Denken des alten Menschen prägen, durch Einschränkungen und Verluste gekennzeichnet sind, mit denen er konfrontiert wird. Verlusterlebnisse stellen eine entscheidende Bedrohung des seelischen Gleichgewichtes des alten Menschen dar. Hier spielen naturgemäß Verluste von Bezugspersonen eine Rolle, die im Laufe des Lebens für den Patienten eine entscheidende Rolle spielten (z. B. Tod des Ehepartners nach langjähriger Ehe, Verlust eines Kindes). Ein Verlust kann subjektiv für den alten Menschen auch dadurch eintreten, daß es bei den Bezugspersonen zu gravierenden Veränderungen ihres Verhaltens, z. B. aufgrund des Auftretens einer Erkrankung, kommen kann.
Wichtig erscheint, daß bei Verlusterlebnissen alter Menschen diese hierauf weniger mit einem Ausdruck von Trauer und aktiver Auseinandersetzung reagieren, sondern eher mit einer allgemeinen Erstarrung und zunehmendem Rückzug, der später schwer wieder rückgängig zu machen ist und rehabilitative Maßnahmen erschwert.
Auch wird häufig im Zusammenhang mit Verlusterlebnissen eine Verstärkung oder dramatische Verschlechterung eines organischen Krankheitsbildes gesehen, ohne daß sich vom somatischen her objektive Befundverschlechterungen finden. So klagen alte Menschen nach dem Verlust enger Familienmitglieder über eine Verschlechterung ihrer Herzleistung, über Auftreten von Herzschmerzen, von Gelenk- und Muskelschmerzen im Zusammenhang mit chronischem Rheumatismus oder sie reagieren mit einer Verstärkung von Atemstörungen bei chronischem Altersemphysem.
Ein erstes wichtiges Beeinträchtigungserlebnis, mit denen alte Menschen konfrontiert werden, stellt die notwendige Pensionierung dar. Besonders bei Patienten, für die die Arbeit wesentlicher Lebensinhalt als Ausdruck eines neurotischen Kompensationsprozesses darstellte, können ein oder zwei Jahre nach der Pensionierung erheblich dekompensie-

ren (Stauder 1955). Sie entwickeln, im Gegensatz zu früheren Jahren, jetzt eine Vielzahl psychischer und körperlicher Symptome von wechselnder Charakteristik, die keinem typischen Krankheitsbild zugeordnet werden können und unter den verschiedensten Diagnosen, wie Versagenszustände oder multiple funktionelle Störungen, firmieren.

Weitere Verlusterlebnisse, mit denen sich alte Menschen zwangsläufig auseinandersetzen müssen, sind ökonomische Einschränkungen, z. T. von erheblichem Ausmaß und Veränderungen der sozialen Rollenfunktion. Ökonomische Einschränkungen schränken den Freiheitsgrad, Möglichkeiten, die Aktivitäten auszuweiten, ein und machen ihn von öffentlichen Instanzen abhängig. Für viele Alte, die über ihr ganzes Leben Wert auf Unabhängigkeit gelegt haben, kann dieses ein äußerst kränkender Zustand sein, der oft mit Schuld- oder Versagensgedanken einhergeht. Alte Menschen nehmen oft weitere ökonomische Einschränkungen in Kauf, um aus einem Gefühl der Peinlichkeit heraus keine ihnen rechtlich zustehenden Hilfen von Sozialabteilungen in Anspruch nehmen zu müssen (Ciompi 1970). Ähnlich verhält es sich mit der Rollensituation in der Familie. Der durch sein Einkommen die Existenz der Familie bis dahin sichernde und Entscheidungen in der Familie wesentlich mitbestimmende Patient wird mit zunehmendem Alter, z. B. durch körperliche Behinderungen, abhängig von Hilfestellungen und Pflege von Familienangehörigen. Die veränderte Rollendynamik in der Familie wird vor allen Dingen dann von alten Menschen schlecht ertragen und kompensiert, wenn zuvor eine pathologische Familiendynamik bestanden hatte, die jetzt aufgrund der veränderten Konstellation von den Bezugspersonen in aggressiver oder sadistischer Weise gegenüber den Alten ausgelebt wird.

Die adäquate Auseinandersetzung mit Verlusterlebnissen setzt eine insgesamt ich-stabile Persönlichkeit voraus, die in einer stabilen und vertrauten Umwelt lebt und adäquate Kompensationsmöglichkeiten hat.

Bei prämorbid neurotisch gestörten Menschen oder bei schweren Mehrfachverlusten kommt es eher zur Verstärkung von während des Lebens erworbenen Abwehrmechanismen, wobei Abwehr von Trauerarbeit und Depression durch einen formalistischen bis zur Rigidität und ins kleinste Detail gehenden formalen Tagesablauf kompensiert wird.

Im Zusammenhang mit dem häufig zu beobachtenden allmählichen Rückzug kommt es zu einer stärkeren Zuwendung und Beobachtung der eigenen Körperfunktionen und deren gutem Funktionieren. Die Kombination von Verlusterlebnissen und Rückzugstendenzen führt dann zu der Entwicklung oft hypochondrisch gefärbter depressiver Verstimmungen, in denen die Patienten relativ kontaktarm in starren Lebensritualen leben. Abrupte Veränderungen ihrer gleichförmigen und ohne Abwechslung verlaufenden Lebenssituation, wie z. B. eine notwendige stationäre Aufnahme, führen dann zu einer akuten Dekompensation, z. B. im Sinne eines Verwirrtheitszustandes.

Veränderung und Beeinträchtigung des psychischen Inventars

Neben den objektiven Verlusterlebnissen, wie Verlust von Beruf, Angehörigen, Freunden, Beeinträchtigungen von Beweglichkeit usw. muß sich der alte Mensch mit Veränderungen und Beeinträchtigungen seines psychischen Inventars auseinandersetzen. Die Auffassung über die psychologischen Kompensations- und Restitutionsmöglichkeiten wurden lange Zeit durch Vorurteile negativ geprägt.

Ausgehend von der Demenzforschung wurde Altern im Sinne eines Defizitmodells als das kontinuierliche Nachlassen aller intellektuellen Eigenschaften interpretiert. Die Diskussion drehte sich vorwiegend um die Frage des schon oder noch nicht Pathologischen. Alte Menschen wurden als krank, schwach und abgebaut klassifiziert (Oesterreich 1979). Entsprechend der ökonomischen Einstellung unserer Gesellschaft galten sie als Belastung. Ungünstig wirkte sich auch aus, daß nähere Untersuchungen zumeist von ausgewählten Kranken ausgingen, die in Altersheimen oder psychiatrischen Kliniken lagen, während epidemiologische umfassende Erhebungen lange Zeit vernachlässigt wurden.

Die in den letzten 20 Jahren durchgeführten Forschungen zeigten, daß entgegen früheren Erwartungen auch im psychiatrisch-psychologischen Bereich Defizite durchaus reversibel sind und daß vor allem getrennt werden müsse zwischen „normalem" Altern und pathologischem Altern.

Untersuchung, Umgang und Behandlung mit dem alten Menschen setzen zunächst die Erhebung eines psychischen Befundes bzw. deren Erscheinungen voraus (Abb. 2). Im Gegensatz zu jüngeren Menschen spielen hier bestimmte psychische Partialfunktionen in der Beurteilung eine dominierende Rolle, da erfahrungsgemäß hier Beeinträchtigungen vermutet werden oder ohne größere Prüfung auch unterstellt werden. Es sei hier nur gedacht an Veränderungen der Auffassung, der Aufmerksamkeit, der Konzentration und Gedächtnisstörungen.

Generell muß berücksichtigt werden, daß die Grenzen nach allgemeiner Ansicht zwischen normalem und pathologischem Altern als fließend anzunehmen sind und daß es zahlreiche Übergänge und Mischformen gibt. Hierbei kommt es nicht alleine darauf an, einen einmaligen Querschnittsbefund zu erheben, sondern auch die „Reservekapazität" zu berücksichtigen, mit denen der alte Mensch

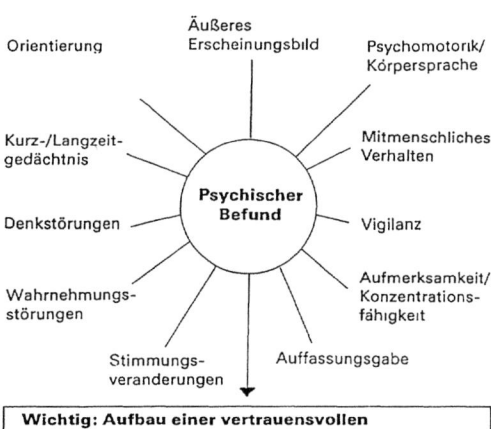

Abb. 2. Erhebung des psychischen Befunds beim alten Menschen

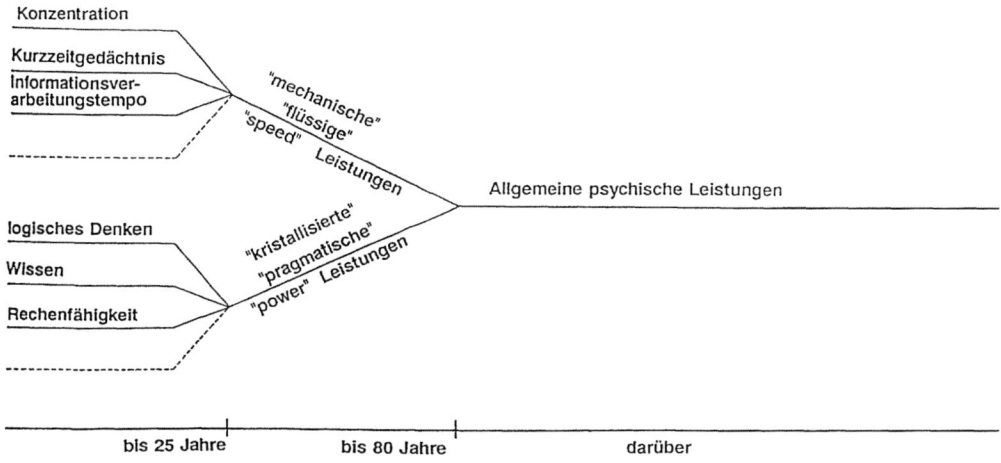

Abb. 3. Dedifferenzierung psychischer Funktionen mit dem Alter. (Nach Oswald 1988)

vermindernde Einbußen in den obengenannten psychopathologischen Einzelsymptomen kompensieren und ausgleichen kann.
Entsprechend den Vorstellungen von Cattell (1971), Baltes u. Kliegel (1986) sowie Oswald u. Fleischmann (1982, 1985, 1988) kann davon ausgegangen werden, daß es zu unterschiedlichen Entwicklungen der sog. kristallinen Intelligenz von der flüssigen Intelligenz kommt (Abb. 3). Dabei werden unter kristallierten Leistungen solche intellektuellen Funktionen verstanden, die von Übungseffekten abhängig sind und mit Sprachwissen, sozialen Intelligenzfunktionen und kulturellem Wissen allgemeiner Schulbildung und Herkunft zusammenhängen. Unter flüssiger Intelligenz versteht man jene inhaltsunabhängigen kognitiven Grundfunktionen, die eine schnelle und flexible Informationsverarbeitung ermöglichen. Sie sind wenig von Milieu und sozialem Umfeld abhängig. Die flüssige Intelligenz ist stark vom Zeitfaktor abhängig und weniger auf wissensbezogene Grundlagen angewiesen. Mit zunehmendem Alter kann davon ausgegangen werden, daß kristallierte Leistungen bis in sehr hohes Lebensalter erhalten bleiben oder durch entsprechendes Training sogar eine Steigerung erfahren können. Dies erklärt, daß z. B. alte Schauspieler ohne Schwierigkeiten in der Lage sind, in kurzer Zeit neue Texte zu erlernen oder Dirigenten selbst schwierige Kompositionen aufnehmen können. Flüssige Intelligenzleistungen oder „Speedleistungen" nehmen dagegen schon etwa vom 30. Lebensjahr an progredient ab (Oswald 1988); d.h. unabhängige und nicht eingebettete Informationen, die in kurzer Zeit zugeführt werden, können nicht mehr angemessen schnell verarbeitet werden (Abb. 4). Dies kann sich z. B. auch konkret auf den Umgang und Empfehlungen in der Therapie mit alten Patienten auswirken.

Möglichkeiten zur bestmöglichen Gestaltung der Compliance

Je älter der Mensch ist, um so weniger ist er im normalen Bereich in der Lage, für ihn unabhängige und nicht zusammenhängende Empfehlungen aufzunehmen und entsprechend danach zu handeln. 70jährige oder ältere sind nicht in der Lage, mehr als zwei, maximal drei Behandlungsvorschläge, die ihnen meist unter Zeitdruck und komprimiert vermittelt werden, sachgerecht aufzunehmen und vor allem danach zu handeln. Ein großer Teil therapeutischer Maßnahmen bei alten Menschen ist nicht, wie oft unterstellt, durch Altersstarrsinn, Ablehnung und Vorurteile bedingt, sondern durch inkompetente Vermittlung der entsprechenden Therapieempfehlungen. Allein im medikamentös-medizinischen Bereich ist die Überreichung unübersichtlicher, winziger Verordnungszettel mit drei bis fünf verschiedenen Präparaten mit unterschiedlichen Dosierungs- und Darreichungsangeboten die beste Garantie dafür, daß diese Therapieempfehlung nicht durchgeführt wird. Ähnliches trifft in weit höherem Maße in der Vermittlung sozialtherapeutischer Maßnahmen und psychothera-

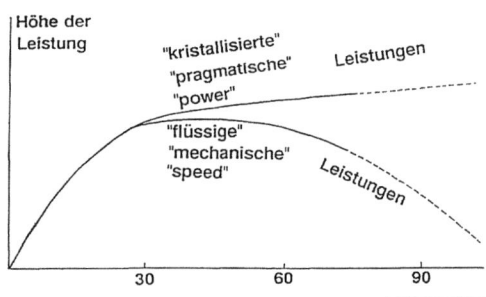

Abb. 4. Veränderung psychischer Leistungen mit dem Alter (Nach Oswald 1988)

peutischer Interventionen zu. Die Beschränkung auf möglichst wenig Punkte, wenn möglich nur einen Inhaltsbereich, die ausreichende Darlegung mit wiederholenden Formulierungen in unterschiedlichen Darstellungsformen, Unterstützung des Gesprächs durch Niederschrift, wenige Stichpunkte auf großflächigem Papier zur Erinnerung sind Voraussetzungen, mit denen die Compliance günstiger gestaltet werden kann.

Tatsache ist auch, daß alte Menschen sich zusätzlich mit einer kontinuierlichen Abnahme bestimmter sinnesphysiologischer Wahrnehmungen abfinden und gewisse Kompensationsmechanismen entwickeln müssen. Genannt seien hier die Verminderung im optischen und akustischen Wahrnehmungsbereich mit der entsprechenden Verzögerung in der Reaktionsfähigkeit auf gegebene Signale. Als Konsequenz ergibt sich hieraus im ärztlichen Gespräch mit alten Menschen, ihn auf eine ruhige, gleichmäßige Atmosphäre hin zu konzentrieren, indem er nicht durch vielfältige Begleitereignisse, wie Unterbrechungen durch Telefonieren, Störungen durch Personal und andere Aktivitäten beeinträchtigt wird. Abgesehen davon, daß dieses eine gewisse Mißachtung des Patienten darstellt und ihm signalisiert, daß das Interesse nicht voll ihm gilt, ist der gerontologisch Kranke durch seine beeinträchtigte Wahrnehmungs- und Auffassungsfunktion oft hochgradig irritiert und wird bestimmte Therapieangebote nicht ausreichend aufnehmen und sachgerecht verarbeiten.

Psychische Diagnose in der Altersbehandlung

Wenn darauf hingewiesen wurde, daß etwa 30% aller über 65jährigen psychologisch-psychiatrisch relevante Behinderungen haben, die einer Therapie bedürfen, ist naturgemäß bei jedem Patienten zunächst eine diagnostische Klärung anzustreben. Im Gegensatz zum jungen Menschen ist die Symptomatologie vieler psychiatrischer Erkrankungen weniger bunt, dramatisch und ausgeprägt - entsprechend den Darstellungen, wie sie in den klassischen Lehrbüchern zu finden sind. Im Vordergrund stehen hier eher das Vorherrschen körperlicher Funktionsstörungen, die auch im Rahmen psychischer Krankheiten angeboten werden und die oft durch eine bestimmte Monotonie und Gleichförmigkeit auffallen. Sie erschweren die Diagnose und führen in der Regel zunächst zu umfänglichen somatischen Untersuchungsgängen - auch wenn schon die Art der geklagten Symptomatik mit ihrer Wechselhaftigkeit und uncharakteristischen Darstellung eher an ein funktionelles Geschehen denken läßt.

Gerade bei alten Patienten ist wegen der Tendenz der Chronifizierung und der damit zusammenhängenden nachteiligen sozialen Isolierung und Einengung die Frühdiagnostik besonders wichtig. Erfahrungen in der Therapie des letzten Jahrzehnts zeigen, daß sowohl hirnorganische Erkrankungen wie auch Depressionen - zwei Gruppen, die besonders häufig bei alten Menschen zu beobachten sind - durchaus günstige Prognosen haben können, wobei neben Pharmakotherapie, verhaltenstherapeutische, lernpsychologische und psychotherapeutische Behandlungsverfahren einzusetzen sind. Als Beispiel seien hier nur die über Jahre vorausgehenden uncharakteristischen Symptome eines beginnenden organischen Psychosyndroms unterschiedlicher Genese angeführt, die oft unter dem Symptomenkomplex eines neurasthenischen Syndroms oder auch eines Versagenszustandes klassifiziert werden (Tabelle 2).

Die rechtzeitige Erfassung und Interpretation eines möglichen hirnorganischen Prozesses, gerade im Frühstadium, erweist sich in der Therapie als durchaus dankbar, und es kann hierdurch verhindert werden, daß alte Menschen vorzeitig in Altenheimen untergebracht werden, bzw. aufgrund unzweckmäßiger Verhaltensweise sich selbst schweren Schaden zufügen, wie es z. B. ein unter falschen Voraussetzungen von den Patienten selbst initiierter Umzug sein kann.

Die Psyche des alten Menschen

Tabelle 2. Hirnorganisches Psychosyndrom. Pseudo-neurasthenisches Syndrom

Symptomatik

Somatisch	Psychisch
Schlafstörung	Erschöpfung
Druckgefühl im Kopf	vorzeitige
Ohrensausen	Ermüdbarkeit
Schwindel	Benommenheit
uncharakteristisch	verminderte
Geräuschempfindlichkeit	Belastbarkeit
	Dysphorie/Gereiztheit
Schweißausbrüche	Empfindsamkeit
nächtlich	episodische Unruhe
	Konzentrationsstörungen

Suizidität des Alterspatienten

Eine Sonderstellung in der Behandlung geriatrischer Patienten nehmen Suizidgefährdung und der Suizid des alten Menschen ein (Tabelle 3). Es kann davon ausgegangen werden, daß etwa ein Drittel aller gelungenen Suizide auf Patienten entfallen, die älter als 65 Jahre alt sind. Mit zunehmendem Alter steigt die Rate der gelungenen Suizide weiter an, Männer sind deutlich überrepräsentiert. Die Tendenz ist generell steigend.
Die Ursache des steigenden Alterssuizids ist in bestehenden gesellschaftlichen und soziologischen Veränderungen der letzten Lebensjahrzehnte zu sehen (Tabelle 4). Neben dem Verschwinden der Großfamilie mit der Sicherstellung sozialer Kontakte und Pflichten sowie dem Gefühl des Gebrauchtwerdens, registrieren viele alte Menschen durchaus die Einstellung, daß sie für die Gesellschaft eher eine Belastung darstellen und auch ökonomisch eher durch mangelnde Nützlichkeit auffallen.
Zusätzlich fördern bestimmte Risikofaktoren den Suizid des alten Menschen (Tabelle 5). Neben chronischen Beeinträchtigungen und Konfliktsituationen spielen hier jahrelang anhaltende chronische Schmerzsyndrome eine dominierende Rolle. Auch muß der lange Zeit unterschätzte chronische Mißbrauch zentralnervös wirksamer Pharmaka und von Alkohol als begünstigender Faktor beachtet werden.

Tabelle 3. Alterssuizid: Epidemiologie

25–30% aller Suizide entfallen auf den Alterssuizid

Suizidrate der über 65jährigen: 37,5/100000 Einwohner

Männer: Frauen = 2:1

Suizid: Suizidversuch = 1:2

Anstieg der Suizide nach dem 70. Lebensjahr

Tendenz: steigend

Tabelle 4. Alterssuizid: Soziologische Risikofaktoren

Rollen- und Funktionsverlust in der Gesellschaft durch:

Wegfall der ökonomischen Nützlichkeit

Fehlen von Pflichten

Mangelnde Vorbereitung auf das Alter (Fehlen altersspezifischer strukturierter Normen)

Abwertung, „Belastung"

Verlust sozialer Kontakte

Tabelle 5. Alterssuizid: Risikofaktoren

Depression

Mißbrauch von Analgetika, Sedativa, Alkoholabusus

Vereinsamung – Isolation

Reaktion auf körperliche Erkrankung
- Resignation bei chron. Leiden (z. B. Beweglichkeit behindernde Faktoren)
- Chronische Schmerzsyndrome
- Panik bei akuter Erkrankung

Konfliktsituationen
- zwischenmenschlich (Kinder, Partner)
- sozial (Pensionierung, Wohnungswechsel, Heimunterbringung, finanzielle Notlage)

Je mehr Risikofaktoren vorliegen, um so höher ist das Suizidrisiko.

Beim Alterssuizid gewinnen bilanzierende Eigenschaften zunehmend an Bedeutung. Die Suizide sind oft langfristig geplant. Die Appellfunktion, die bei jugendlichen Suizidenten eine entscheidende Rolle spielt, tritt hier eher in den Hintergrund. Bei bestimmten alten Patienten, mit denen der Therapeut wegen eines Suizidversuches konfrontiert wird, kann es ihm schwerfallen, überzeugende Alternativen anzubieten (Tabelle 6). Gerontologische Patienten klagen über eine Vielzahl funktioneller Störungen, die Ausdruck einer psychosomatischen Erkrankung, aber auch Begleitsymptomatik anderer psychiatrischer Krankheiten sein können, wie z. B. Depressionen, hypochondrische Entwicklungen oder hirnorganische Psychosyndrome. Die Behandlung dieser Störungen ist weniger abhängig von dem zugrundeliegenden nosologischen Prozeß, als vom Behandlungsziel der Behinderung (Tabelle 7).

Tabelle 6. Alterssuizid: Sonderstellung des Alterssuizids

Im Alterssuizid gewinnen bilanzierende Entscheidung durch • die äußere Lebenssituation • das innere Erleben • die eingeschränkte Kompensationsfähigkeit an Bedeutung.
Der Selbstmord eines alten Menschen muß nicht immer „der Abschluß einer krankhaften Entwicklung" sein.
Die Suizidhandlung ist oft voll überlegt – sie stellt keinen Hilferuf, sondern Wunsch nach Befreiung und Ruhe dar

Tabelle 7. Psychosomatische Störungen im Alter: Therapieformen

Therapieform	Anwendung
Gesprächspsychotherapie	allgemeine Lebensschwierigkeiten
Krisenintervention	akut auftretende Konflikte
Kurzpsychotherapie	z. B. pathologische Trauerreaktionen
analytisch orientierte Langzeittherapie	Neurosen
Verhaltenstherapie	Wiedererlangung bestimmter sozialer Fähigkeiten
Gruppentherapie	Durchbrechung von Isolation und Rückzug
Familientherapie	spezielle Familienkonflikte
autogenes Training, Biofeedback, Entspannungstraining nach Jakobson, Hypnose u. a.	Behandlung bestimmter funktioneller Symptome
Psychopharmakatherapie	unterstützende Begleittherapie

Arzt – Patienten – Beziehung

Einen wesentlichen Bereich stellt beim Umgang mit alten Menschen unter psychiatrisch-psychologischen Gesichtspunkten die Tatsache dar, daß der alte Mensch in der Regel älter als der Therapeut ist. Hier hat sich seit den Anfängen der Psychotherapie sicher ungünstig ausgewirkt, daß schon Freud älteren Patienten eine stärkere Abwehrhaltung unterstellte. Er registrierte bei alten Patienten eine gewisse Erstarrung jenseits des 50. Lebensjahres und hiermit eine verminderte Erziehbarkeit. Nicht uninteressant dürfte in diesem Zusammenhang sein, daß Freud selbst, als er diese Thesen aufstellte, schon 50 Jahre alt war.

Ein Grund für die Tatsache, daß psychotherapeutische Forschungen und Strategien lange Zeit vernachlässigt wurden, stellt nicht nur die Vorstellung dar, daß entsprechend der Defizittheorie psychische Prozesse als irreversibel angesehen wurden, es kommen hier sicher die Dynamik der unterschiedlichen Altersstrukturen zwischen Patient und Therapeut zum tragen.

Durch die von den Patienten vermittelten Einsichten und Befürchtungen über die vielfältigen Verluste, die zunehmenden Einschränkungen das Nachlassen der Leistungsfähigkeit und die Auseinandersetzungen mit dem Tode stellen sich beim Therapeuten oft ebenfalls Ängste über das eigene Alter und den eigenen Tod ein – eine sachgerechte Auseinandersetzung mit dem Patienten, ein tieferes Eingehen auf seine detaillierten Befürchtungen und Ängste wird dann oft mit einer forcierten Zuwendung zu angeblich notwendigen ergänzenden Labor- und Röntgenuntersuchungen abgewehrt.

Auch im Gespräch kann sich trotz eindeutiger Signale des Patienten und des Bedürfnisses, über seine Befürchtungen zu sprechen, der Therapeut auf die Interpretation erhobener Diagnosedaten beschränken und entsprechende formalistische Therapieanweisungen geben. Der Patient reagiert hier zu Recht verletzt oder alternativ inadäquat aggressiv, da er durchaus die Abwehr, den Abstand und den Rückzug des Therapeuten in eine medizinische Fachterminologie spürt.

Im regelmäßigen Umgang unter den Bedingungen der Allgemeinpraxis können unerledigte Konflikte und Schwierigkeiten, die sich in persönlichen Beziehungen mit den eigenen Eltern entwickelt hatten, in für den Therapeuten unangenehmer Weise wieder aktualisiert werden. Dieses führt dann dazu, daß – bei Verkennung dieser Situation durch den Therapeuten – er alte Verhaltensmuster mobilisiert, die er im Umgang mit seinen Eltern erlernt oder erfahren hat und die er jetzt Kraft unterschiedlicher Machtpositionen und einem Gefühl der Abhängigkeit des Patienten von seinen therapeutischen Möglichkeiten unbewußt einsetzt, so daß sich charakteristische Kampfsituationen in der allgemeinen Praxis entwickeln. Typische Beispiele hierfür wären, daß entsprechende alte Patienten aus Prinzip therapeutische Empfehlungen im allgemein-hygienischen, medikamentösen, balneologischen oder ärztlich-psychotherapeutischen Bereich nicht nur nicht annehmen, sondern eher das Gegenteil machen. Hierauf reagiert der Therapeut dann mit Verärgerung und Aggressivität in Form von disziplinierenden, bestrafenden Maßnahmen, wobei es bis zu Drohungen der Behandlungsverweigerung oder der Einweisung in stationäre Behandlung kommen kann, die den Patienten naturgemäß erheblich beängstigen.

Als weiterer ungünstiger Faktor kann hinzukommen, daß der Therapeut mit Angehörigen, vor allen Dingen Kindern des alten Patienten, unheilvolle Verbindungen eingeht, die nicht den wahren Interessen des Patienten entsprechen, sondern bei denen der Therapeut bewußt oder unbewußt die Interessen der Angehörigen wahrnimmt, z. B. Personen, denen die Pflege und die Versorgung des Familienangehörigen zu belastend wird oder die sich durch die Notwendigkeit der Versorgung in ihren Freizeitaktivitäten und Ferienmöglichkeiten erheblich eingeengt sehen. Ausdruck dieser negativen und auch diskriminierenden Einstellung ist eine relative Gleichförmigkeit, die sich dann in den entsprechenden Diagnosen der Karteien und Krankenscheine wiederfindet, wie allgemeine Altersschwäche, Versagenszustand, Neurasthenie oder Zerebralsklerose.

Weitere Schwierigkeiten lassen sich feststellen durch unterschiedliche Perioden, in denen der alte Mensch und der Therapeut aufwuchsen, sie sind verbunden mit unterschiedlichen Wertnormen, Moralvorstellungen und ethischen Begriffen. Begriffe wie „Versündigung" eines zeitlebens sehr gläubigen Patienten, dessen Thematik im Alter zu einer zunehmenden Einengung und ein Vorherrschen massiver Selbstvorwürfe führen, können von jüngeren Patienten oft schlecht nachvollzogen werden. Ähnliches trifft für Begriffe wie „Ehre", und bestimmten Moralvorstellungen zu, die heute als enttabuisiert gelten.

Auch umfangreichen Schilderungen von Kriegserlebnissen, die ein den Lebenszyklus oft entscheidendes Ereignis darstellten, werden unter dem Aspekt „ewig gestrige" Gesichtspunkte abgewehrt. Der Kranke spürt schnell die mangelnde Verständnisbereitschaft und fühlt sich nicht angenommen.

Aus der Sicht des älteren Menschen können ebenfalls Probleme in der Interaktion zwischen Patient und Therapeut auftreten. Der Blickwinkel des alten Menschen ist zwangsläufig auf das Ende und die damit verbundenen Unsicherheiten und Ängste ausgerichtet. Großen Inhalt nehmen Betrachtungen über die Frage ein, wieviel Zeit ihnen noch bleibe, um früher erlittene Verluste und Versäumtes nachzuholen.

Alte Menschen, die in ihrer Jugend sehr egozentrisch, selbstbezogen, durchsetzungsfähig, autoritär waren, in diesem Zusammenhang oft auch sehr erfolgreich ihr Leben bis zum Auftreten der Krankheiten meisterten, erleben jüngere Therapeuten als nicht kompetent.

Oft werden auch umgekehrt Rollenfunktionen von Kindern, wie Söhnen und Töchtern, sowohl positiv wie auch negativ angenommen, je nachdem, wie die Beziehungen sich mit den eigenen Kindern entwickelt haben. In der Rolle eines „Ersatzsohnes" kann der Therapeut durchaus sinnvoll wirksam werden. Ziel der Therapie muß ganz generell sein, die Neuzuordnung und Wiedereingliederung dessen zu ermöglichen, was den alten Menschen verstört und beschäftigt, sein Leben in einen Zusammenhang einzuordnen, aus dem er sich selbst beweisen kann, daß das Leben sinnvoll war und er die Möglichkeit hat, mit einem Minimum von Angst und Furcht sich auf den Tod vorzubereiten.

Es geht letztlich darum, ihn von dem Beklagen und Betrauern verlorener Fähigkeiten, versäumter Möglichkeiten und verstorbener Personen zu bewahren und ihm alternativ in dem noch vorhandenen bescheidenen Rahmen Möglichkeiten des Erfolges zu suchen, so daß sich die alten Leute wieder beteiligt fühlen und dem Leben einen Sinn abgewinnen können.

Literatur

Baltes MM, Kindermann T (1985) Die Bedeutung der Plastizität für die klinische Beurteilung des Leistungsverhaltens im Alter. In: *Beute D, Coper H, Kanowski S* (Hrsg) Hirnorganische Psychosyndrome im Alter, Bd II. Springer, Berlin Heidelberg New York Tokyo

Baltes PB (1986) On the dynamics between growth and decline in the aging of intelligence and memory. In: *Poeck K, Freund HJ, Gänshirt H* (Hrsg) Neurology. Springer, Berlin Heidelberg New York Tokyo

Bericht zur Lage der Psychiatrie in der Bundesrepublik Deutschland (1975) Zur psychiatrischen und psychotherapeutisch-psychosomatischen Versorgung der Bevölkerung. Deutscher Bundestag. 7. Wahlperiode Drucksache 7/4200, 1975

Ciompi L (1970) Allgemeine Psychopathologie des Alters. In: *Kisher KP et al.* (Hrsg) Psychiatrie der Gegenwart, Bd II/2. Springer, Berlin Heidelberg New York

Ernst K (1959) Die Prognose der Neurosen. Springer, Berlin Göttingen Heidelberg

Lehr U, Thomae S (1987) Formen seelischen Alterns. Ergebnisse der Bonner Gerontologischen Längsschnittstudie (BOLSA). Enke, Stuttgart

Luban-Plozza B, Pöldinger W, Kröger F (1989) Der psychosomatisch Kranke in der Praxis, 5. Aufl. Springer, Berlin Heidelberg New York Tokyo

Oesterreich K (1979) Feststellungen des Psychiaters zur Alternsproblematik. In: *Peters VH* (Hrsg) Die Psychologie des 20. Jahrhunderts, Bd X: Ergebnisse für die Medizin. Kindler, München

Olbrich E (1987) Kompetenz im Alter. Z Gerontol 15: 11

Oswald WD (1988) Möglichkeiten und Grenzen der Psychometrie in der Psychogeriatrischen Forschung. Z Gerontopsychol Gerontopsychiatr 1: 181

Radebold H (1979) Geriatrie. In: *Hahn P* (Hrsg) Die Psychologie des 20. Jahrhunderts, Bd IX: Ergebnisse für die Medizin. Kindler, München

Schettler G (1974) Interne Aspekte des Leistungsabfalls. In: *Fellinger K* (Hrsg) Aktivitätsprobleme des Alternden. Edition Roche, Basel

Stauder KH (1955) Über den Pensionierungsbankrott. Psyche 9: 481

Der alternde Patient, sein Umfeld, sein Hausarzt

U. Sehrt

Pflegebedürftigkeit älterer Menschen in der BRD

In der Bundesrepublik Deutschland ist die Zahl der über 65jährigen Bürger während der letzten 2 Jahrzehnte um mehr als die Hälfte auf 8,7 Mio. gestiegen. Gleichzeitig verdoppelte sich die Zahl der über 80jährigen auf 1,9 Mio. Rund 17% der bundesdeutschen Bevölkerung – 7% waren es vor 20 Jahren – kümmern sich heute im Sinn regelmäßiger Hilfe und Pflege um ältere Angehörige. Nach Schätzungen der Bundesregierung aus dem Jahr 1986 sind 2 Mio. Bundesbürger pflegebedürftig. Etwa 90% dieser Kranken werden von Angehörigen versorgt. 80% der zu Hause Gepflegten werden von weiblichen Familienmitgliedern betreut.

Familienangehörige als Altenpfleger

Eine unlängst von den Soziologinnen Brakker, Dallinger, Karden und Tegethoff vorgelegte Studie weist die gravierenden psychischen Belastungen pflegender Töchter und Schwiegertöchter nach. Je konfliktbelasteter die Beziehung zwischen diesen und den Eltern bzw. Schwiegereltern bereits vor Eintritt der Pflegebedürftigkeit war, desto schwieriger gestaltet sich die psychische bzw. psychosomatische Situation der Pflegerin. Frau Kruse, Lehrbeauftragte für Allgemeinmedizin in Aachen, forderte kürzlich vermehrte Anstrengungen zur Unterstützung psychisch überforderter pflegender Angehöriger.

Erleben der gesundheitlichen Situation

Thomae u. Lehr wiesen bereits 1976 nach, daß der „subjektive Gesundheitszustand", d. h. das Erleben der gesundheitlichen Situation, nur bei etwa 50% der alternden und alten Patienten mit dem „objektiven Gesundheitzustand", d. h. mit der ärztlichen Diagnose und Beurteilung übereinstimmt. Eine schlechtere subjektive Einschätzung (=25%) ging einher mit weniger Aktivität und Interesse, aber mit mehr Einsamkeit und Langeweile der Patienten. Eine bessere subjektive Einschätzung (=25%) war vergesellschaftet mit mehr Aktivität und Interesse sowie mit einem positiven Selbstbild, einer besseren sozialen Akzeptanz und größerer Unabhängigkeit der Patienten.

Kasuistik

Es geht um einen 76jährigen, verwitweten, schwerst multimorbiden, männlichen Patienten: 2 Söhne, 4 Töchter, alle Kinder verheiratet, 5 Enkel, großes Anwesen mit 4 geräumigen Wohnungen, mehreren Stallungen, großem Gemüse- und Obstgarten, Spielplatz, Teich, Rauhhaardackel, Hauskatze. Hausärztlicherseits angespornt, betätigt sich der Patient trotz Multimorbidität weiter als Züchter und Halter von Frettchen, Tauben, Hühnern, Enten, Gänsen, Puten etc. Früher war er selbständiger Landschaftsgärtner und Wagener; noch immer viele Außenkontakte, beliebt, akzeptiert wegen seines enormen Sachverstandes und seiner Hilfsbereitschaft in Sachen Garten- und Akkerbau, Jagd, Pferde- und Geflügelhaltung. Psychische Diagnose: o. B.
Arzt-Patient-Beziehung: herzlich, partnerschaftlich, reiche Beschenkung des Arztes mit lebendem Geflügel.

Bei einem gefäßchirurgischen Eingriff wegen einer PAVK trat eine Komplikation auf, die ein erneutes invasives Vorgehen über Monate vereitelte. Die schmerzfreie Gehstrecke sank auf unter 50 m. Analog zur Progredienz der PAVK muß mehr und mehr Getier des Patienten in hausärztliche Obhut übernommen werden. Denn alle Kinder, darunter 5 mitbehandelte Familienangehörige, waren aufgrund ihrer geradezu phobischen Einstellung gegenüber den Imponderabilien des Landlebens von zu Hause weggezogen.

Im vergangenen Semester stellte ich den Patienten meinen Studenten im Kurs vor, gedacht als Paradebeispiel für die vom Hausarzt zu tolerierende und zu integrierende Diskrepanz zwischen objektivem Befund und subjektivem Befinden. Der Patient war von dieser Idee begeistert gewesen. Da plötzlich mitten in seinen Erzählungen vor vollbesetzten Hörerreihen der totale Zusammenbruch seiner depressiven Abwehr. Ein Weinkrampf beutelte diesen immer noch starken, stattlichen Mann. Minutenlang hörte man keinen Laut als das Weinen. Dann unter Tränen der Satz: „Ein Vater kann zehn Kinder ernähren, aber nicht zehn Kinder einen Vater." Spontan begannen die Studenten, den Patienten zu reaktivieren in seiner depressiven Abwehr.

Noch lange nach Kursende wurden Adressen ausgetauscht zwecks Besorgung bestimmter Hühner- und Gänserassen, Rückfragen im Zusammenhang mit elterlichen Gartenproblemen, Ausleihen von Frettchen für die Jagd usw. Aber die Studenten machten dem Patienten auch Mut für den risikobehafteten gefäßchirurgischen Eingriff. Dieser fand inzwischen erfolgreich statt. Der Patient sieht seiner Entlassung in die geliebte Freiheit zu all seinen Steckenpferden entgegen.

Diese Kasuistik mag dem einen oder anderen sonderbar erscheinen. Aber eine alte Weisheit der Balint-Gruppen lautet: Jeder Arzt hat die Patienten, die er verdient. Außerdem weist sich dieses Fallbeispiel aus, durch das allgemeinärztliche Spezifikum der Informationsvielfalt über einen Patienten, die es überhaupt erst ermöglicht, ihn kompetent zu beraten, aber auch, ein Thema wie „der alternde Patient, sein Umfeld, sein Hausarzt" zu bearbeiten.

Erhebung zum Thema „Der Alterspatient"

Im Quartal III/88 wurden 226 ab 65jährige Kassenpatienten in der eigenen Allgemeinpraxis betreut. Dieses Kollektiv wurde beobachtet und ausgewertet bis zum Stichtag 28.02.1989.

Es handelte sich um 168 (=74%) weibliche und 58 (=26%) männliche Patienten. Hierzu ist anzumerken, daß ab 65jährige nur einen Anteil von etwa 19% der Praxispatienten ausmachen. Rund ein Viertel der Praxispatienten sind Kinder und Jugendliche. Der Anteil der Männer an der Gesamtklientel beträgt knapp 29%.

Zur Minorität der 58 männlichen älteren Patienten ist anzumerken, daß fast 40% von ihnen regelmäßig und unaufgefordert die Krebs-Früherkennungsuntersuchung in der Praxis der Autorin durchführen lassen. Die Beteiligung an diesem Präventivprogramm beträgt im Durchschnitt 10%. Von diesen 22 Patienten hatten 18 noch eine aktive „vita sexualis" und den innigen Wunsch, diese mit hausärztlicher Befürwortung noch recht lange zu erhalten.

57% des untersuchten Kollektivs entfielen auf die Altersgruppe zwischen 65-74 Jahre, 34% auf die Gruppe zwischen 75-84 Jahre, 9% auf die Gruppe ab 85 Jahre (Tabelle 1).

Im männlichen Kollektiv waren 79% verheiratet oder lebten in einer eheähnlichen Beziehung, was nur für 33% der Patientinnen

Tabelle 1. Alternde Patienten einer Allgemeinpraxis

Jahre	65-74	75-84	85->90	n	%
Männlich	32	23	3	58	26
Weiblich	96	55	17	168	74
	128	78	20	226	
	57%	34%	9%	100%	
Verheiratet					
Männlich	26	18	2	46	79
Weiblich	38	16	2	56	33

zutraf. Diese Unterschiede bestanden für alle drei Altersgruppen (s. Tabelle 1).
Inzwischen sind 12 der 226 Patienten verstorben, davon nur einer nach einem Akutereignis im Krankenhaus. Sieben Patienten mußten präfinal stationär eingewiesen werden, weil die häusliche Pflege nicht mehr funktionierte. Vier Patienten wurden bis zu ihrem Tod von Familienangehörigen zu Hause gepflegt.
Das Kollektiv wurde hinsichtlich des Vorliegens von Multimorbidität überprüft. Multimorbidität wurde angenommen, wenn gleichzeitig bei einem Patienten vier und mehr chronische, kontinuierlich therapie- und überwachungsbedürftige Somatosen vorlagen. Entsprechend dieser Definition stieg die Häufigkeit von Multimorbidität in den drei Altersgruppen erwartungsgemäß von 57% über 79% auf 90% an. Insgesamt waren 153 der 226 Patienten, entsprechend 68%, multimorbide. Ein Unterschied zwischen männlichen und weiblichen Patienten bestand hier nicht (Tabelle 2).
Ohne jede Fremdhilfe oder mit sporadischer Hilfe einer Putzfrau für gröbere Hausarbeiten kamen 111 Patienten, also die Hälfte des Kollektivs, aus. Hier konnte keine deutliche Abhängigkeit von den Altersgruppen gefunden werden.
Auf Hilfe durch den Partner und sporadische Familienhilfe waren 17 Patienten (=8%) angewiesen. 48 Patienten (=21%) wurden in ihrem eigenen Haushalt regelmäßig durch Familienangehörige versorgt. Zusätzliche häusliche Krankenpflege durch eine Sozialstation war für 12 Patienten (=5%) veranlaßt worden. 27 Patienten (=12%) waren wegen ihrer erhöhten Pflegebedürftigkeit im Haushalt der Familienangehörigen untergebracht. 11 Patienten (=4%) lebten als sog. Pflegefälle in Altenheimen und sonstigen Pflegeeinrichtungen (Tabelle 3).
In insgesamt 104 von 226 Fällen erfolgte somit eine Versorgung der alternden Patienten durch ihre Familienangehörigen. Da aber 153 Patienten in somatischer Sicht multimorbide waren, ergab sich die Frage, ob psychi-

Tabelle 2. Multimorbidität und Familienhilfe bei alternden Patienten einer Allgemeinpraxis

Jahre	65–74	75–84	85–>90	n	%
Multi-morb.	73 (57%)	62 (79%)	18 (90%)	153	68
Fam. Hilfe	51 (40%)	41 (53%)	12 (60%)	104	46

Tabelle 3. Grad der Hilfsbedürftigkeit alternder Patienten einer Allgemeinpraxis

Eigener Haushalt/keine Fremdhilfe	111 (49%)
Eigener Haushalt/Partner-+sporad. Fam. Hilfe	17 (8%)
Eigener Haushalt/regelmäßige Fam. Hilfe	48 (21%)
Eigener Haushalt/regelmäßige Fam. Hilfe + häusliche Krankenpflege	12 (5%)
Pflegebedürftig im Haushalt der Familie	27 (12%)
Alten-/Pflegeheime	11 (5%)

Tabelle 4. Psychische Diagnosen bei alternden Patienten einer Allgemeinpraxis

Psych. o. B.	86 (38%)
Psych. auffällig	140 (62%)
Davon	
Depressive Syndrome	76
Hirnorg. Psychosyndr.	52
Benzodiaz.abhäng.	26
Alkoholprobleme	8
Neurosen	15
Iatrog. Fixierung	17
Sonstige	6
Davon	
Mehrfachprobleme	51

sche Störungen einen Einfluß auf die Pflegebedürftigkeit ausüben könnten. Dieser Punkt interessierte auch deshalb, weil der größte Teil psychisch gestörter älterer Patienten in

Allgemeinpraxen betreut wird. Es stellte sich heraus, daß bei 140 der 226 Patienten psychische Diagnosen von Krankeitswert vorlagen und daß bei 51 dieser 140 Patienten sogar Mehrfachprobleme bestanden (Tabelle 4).
Die diagnostische Zuordnung warf gewisse Probleme auf. Sie erfolgte nach Absprache mit Fachleuten unter dem Gesichtspunkt des für die hausärztliche Patientenbetreuung und den daraus resultierenden Handlungsbedarf führenden Symptomangebots.
Es handelte sich um 76 depressive Syndrome, um 52 hirnorganische Psychosyndrome, um 26 Fälle mit Benzodiazepinabhängigkeit, um 8 Fälle mit Alkoholproblemen, um 15 Neurosen, um 17 iatrogene Fixierungen und um 6 sonstige psychische Probleme.
Bezüglich der 51 Patienten mit psychischen Mehrfachproblemen waren folgende Vergesellschaftungen zu verzeichnenen: Bei 23 Patienten bestand die Kombination depressives Syndrom und hirnorganisches Psychosyndrom, bei 11 Patienten lag neben dem depressiven Syndrom eine Benzodiazepinabhängigkeit vor. 5 Patienten waren benzodiazepin- und alkoholabhängig. Jeweils 6 Patienten mit Neurosen und iatrogenen Fixierungen waren auch benzodiazepinabhängig.
Psychisch unauffällig waren insgeamt 86 (=38%) der 226 Patienten.
Nachfolgend interessierten die Zusammenhänge zwischen den 153 (=68%) somatisch Multimorbiden und den 140 (=62%) Patienten mit psychischen Störungen.
Psychisch unauffällig bei vorliegender Multimorbidität waren 52 von 153 Patienten, entsprechend 34% dieses Teilkollektivs. Somatische Multimorbidität und psychische Störung waren kombiniert bei 101 Patienten, entsprechend 66% des multimorbiden Teilkollektivs. Eine psychische Störung ohne Multimorbidität lag bei 39 von 140 Patienten vor, d. h. bei 28% der Patienten mit psychischen Diagnosen (Tabelle 5).
Bezogen auf das Gesamtkollektiv waren bei 45% der Patienten Multimorbidität und psychische Störung gepaart.

Tabelle 5. Kombination von psychischen und somatischen Diagnosen bei alternden Patienten einer Allgemeinpraxis

Psych. o. B. bei Multimorbidität	52 (34%)
Psych. Störung bei Multimorbidität	101 (66%)
Psych. Störung ohne Multimorbidität	39 (28%)

Tabelle 6. Hilfe durch Familienangehörige in Abhängigkeit von psych./somat. Diagnosen bei alternden Patienten einer Allgemeinpraxis

Psych. o. B. bei Multimorbidität	8 (15%)
Psych. Störung bei Multimorbidität	77 (83%)
Psych. Störung ohne Multimorbidität	19 (53%)

Im Hinblick auf die Fremdhilfe- und Pflegebedürftigkeit ergab sich folgendes Bild: Nur 8 von 52 somatisch multimorbiden, psychisch unauffälligen Patienten mußten von Angehörigen versorgt werden, und zwar ausschließlich wegen schwerster körperlicher Behinderungen. Das entspricht 15% dieser Patientengruppe.
Dagegen waren 77 von 93 Patienten (=83%) mit psychischen Störungen und Multimorbidität auf die Versorgung durch Familienangehörige angewiesen. 8 der 101 Patienten dieser Teilgruppe waren oder wurden in Alten- und Pflegeheimen untergebracht. Von 36 Patienten mit psychischen Störungen ohne Multimorbidität wurden 19 (=53%) von Familienangehörigen gepflegt. Drei weitere waren oder wurden in Pflegeheimen untergebracht (Tabelle 6).
Daraus folgt, daß somatische Multimorbidität allein keine Fremdhilfebedürftigkeit durch Angehörige auslöst, außer bei schwerster körperlicher Behinderung. Sobald jedoch Multimorbidität mit einer psychischen Störung gekoppelt ist, werden die meisten Patienten pflegebedürftig. Auch psychische Störungen allein lösen bei mehr als der Hälfte der Fälle Pflegebedürftigkeit aus.

Die bei Vorliegen psychischer Störungen sich abzeichnende altersabhängige Hilfsbedürftigkeit ist am ehesten durch die Zunahme von depressiven Syndromen und hirnorganischen Psychosyndromen mit steigendem Alter zu erklären.

Von besonderem Interesse war die Frage, ob Wechselwirkungen zwischen dem psychischen Befund eines geriatrischen Patienten und seiner Umfeldbeziehung sowie der Arzt-Patient-Beziehung beobachtet werden könnten. Bei den möglichen Konstellationen normaler bzw. auffälliger psychischer Befunde und Beziehungscharakteristika fielen sozusagen zwei Antipoden möglicher Merkmalskombinationen auf.

Bei 81 Patienten (=36%) bestanden weder eine psychische Störung, noch eine Auffälligkeit der Umfeld- und der Arzt-Patient-Beziehung. Bei 103 (=46%) Patienten lagen neben einer psychischen Störung auch Störungen ihrer Umfeld- und der Arzt-Patient-Beziehung vor.

Hier wird es so kybernetisch, daß der Einwand gerechtfertigt ist, was den Allgemeinarzt legitimiert, die Meßlatte bei derart diffizilen Fragestellungen anzulegen.

Die Antworten finden sich in den Charakteristika der hausärztlichen Versorgung durch den Allgemeinarzt.

1. Überwiegend betreut der Allgemeinarzt Familien und Teilfamilien. In der vorliegenden Praxisstudie wurden nur 70 (=31%) Einzelpersonen behandelt. Um die 156 anderen geriatrischen Patienten scharten sich 371 Familienangehörige als Praxispatienten.
2. Durch die Hausbesuchtätigkeit ist dem Allgemeinarzt das primäre Umfeld seiner Patienten bestens bekannt. Bei allen 226 Patienten der Studie hatten bereits Hausbesuche stattgefunden.
3. Die in der Allgemeinmedizin typische Langzeitbehandlung ist eine wichtige weitere Informationsquelle. Die durchschnittliche Behandlungsdauer des untersuchten Kollektivs betrug rund 5½ Jahre.
4. Oft lebt, wie in meinem Fall, der Allgemeinarzt auch in seinem Praxissprengel. D. h. die Lebensbereiche von Arzt bzw. Arztfamilie einerseits und Patienten bzw. Patientenfamilien andererseits sind über Jahre und Jahrzehnte identisch. Man sieht und trifft sich auch ohne Praxisbezug in denselben Kindergärten, Schulen, Kirchen, Festsälen, Einkaufsläden usw.
5. Schließlich ist die notwendigerweise besonders enge Zusammenarbeit zwischen Arzt und Praxisteam zu nennen. Die Patienten erzählen den Helferinnen manches, was sie dem Arzt verschweigen. Wenn das Arbeitsklima in der Praxis gut ist, werden die Helferinnen zu einer wichtigen weiteren Informationsquelle.

Alle genannten Punkte unterstützen wesentlich die familienmedizinische und biopsychosoziale Kompetenz des Allgemeinarztes. Er verfügt aufgrund der genannten Spezifika seiner Tätigkeit über einen ständigen Informationszufluß in Fragen der Langzeitbeobachtung, der erlebten Anamnese und des Beziehungsgefüges seiner Patienten.

Therapeutische Ansätze in der Behandlung des Alterspatienten

Aus dieser besonderen Situation des Allgemeinarztes ergeben sich nicht nur wichtige diagnostische Hinweise, sondern auch konkrete, problemlösende bzw. problemlindernde therapeutische Ansätze. Das heißt, der Hausarzt betreibt am einzelnen Patienten seit jeher das, wofür insbesondere der Sozialmedizin nahestehende Wissenschaftler in den letzten Jahren so gewichtige theoretische Erklärungsansätze entwickelt haben wie das Health-belief-Modell (Rosenstock 1974), das Behaviour-decision-Modell (Ajzen u. Fishbein 1980), das Coping (Lazarus 1984), die Social-support-Modelle (Trojan 1986) und wofür andere Partikularinteressen vertreten-

de Gruppen lautstark Spezialeinrichtungen fordern, wie z. B. für Gerontopsychologie oder Thanatologie.
Nur vollziehen sich diese ganzheitlich präventiv und rehabilitativ interventionellen Strategien des Allgemeinarztes schlicht, still – was leider auch bedeutet: ohne Evaluation – und in der Sprache der Patienten: er berät, er lobt, er spornt an, er gibt Anregungen, er begleitet, er hilft in Kenntnis der körperlichen, seelischen und sozialen Verfassung seiner Patienten, ihres Umfelds, ihrer Interessen und ihrer Abneigungen.

Er tut dies alles nicht im Alleingang, sondern flankiert von Mitarbeitern, Patientenfamilien, Pastoren, Gemeindeschwestern, Vereinen und verschiedenen karitativ-sozialen Einrichtungen.

Merkmale spezifischer Patientengruppen

Ließen sich nun für die beiden genannten stark gegensätzlichen Gruppen bestimmte unterscheidende Merkmale finden?

Gruppe I: Psyche und Beziehungsnetz intakt

Zunächst zu den 81 Patienten, bei denen Psyche und Beziehungsnetz intakt waren: 43 von ihnen (=53%) waren verheiratet, 49 (=60%) waren multimorbide, 5 (=6%) waren auf die Versorgung durch Angehörige angewiesen, 61 (=75%) lebten im eigenen Haushalt, 18 weitere (=22%) lebten zwar im Haus mit ihren Angehörigen, jedoch um aktiv deren Hausstand zu versorgen. 13 dieser 18 Patienten waren multimorbide.
Weitere auffällige Merkmale dieser Gruppe waren karitativ-soziale Aktivitäten, intensiv betriebene Hobbys, ein großer Freundeskreis sowie berufliche Aktivitäten. Ein ausgesprochen positives Familienklima war dem Hausarzt von 37 dieser 81 Fälle bekannt. Die „halten zusammen wie Pech und Schwefel" (Tabelle 7).

Tabelle 7

	Gruppe (n=81) Psych. o. B. APB o. B. UFB o. B.	Gruppe (n=103) Psych. Störung APB gestört UFB gestört
Verheiratet	43 (53%)	41 (40%)
Multimorbide	49 (69%)	79 (77%)
Fam. Hilfe	5 (6%)	77 (75%)
Eig. Haushalt	61 (75%)	81 (79%)
Aktiv im Fam. Haushalt (-)	18 (22%)	-
Weitere Merkmale	Aktivitäten karitativ/ sozial Hobbys Freundeskreis Beruf positive Familie	Fam. Konflikt Partnerkonflikt Isolation Passivität Ich-/Krankheitsbezogenheit Behinderung Partnerverlust

APB = Arzt-Patient-Beziehung
UFB = Umfeld-/Familien-Beziehung

Bezüglich der Arzt-Patient-Beziehung erscheint erwähnenswert, daß ein Teil dieses Patientenkreises ein großes Bedürfnis hat, das Praxisteam zu beschenken, insbesondere jene aus den sog. positiven Familien, die karitativ-sozial Aktiven und die Steckenpferdreiter.
Erwähnt sei nochmals, daß 60% dieser aktiven, mitunter überaktiven Gruppe somatisch multimorbide sind.

Kasuistik

Eine 84jährige Patientin, verwitwet, eine Tochter, leidet an einer Perniziosa, einer obstruktiven Ventilationsstörung nebst Cor pulmonale bei schwerster Kyphoskoliose mit Rippenbuckel als Rachitisspätfolge, an einer Osteoporose, einer KHK, einer CVI mit entsprechenden Komplikationen und an einer fortgeschrittenen beidseitigen Cox- und Gonarthrose.
Unterstützt von einer Putzfrau „fürs Gröbste" versorgt diese Patientin das riesige Haus und den Haushalt ihrer berufstätigen Tochter, den Schwiegersohn, den erwachsenen Enkel und dessen Freundin. Blusen und Oberhemden dürfen nur

von der Patientin, nicht aber von der Haushaltshilfe gebügelt werden, weil diese das nicht ordentlich genug macht. Außerdem werden ihre Bügelkünste von der ganzen Familie mit Küßchen und weiteren Streicheleinheiten entlöhnt.

In den fast 9 Jahren meiner hausärztlichen Betreuung habe ich diese alte Dame fast immer nur fröhlich, zukunftsorientiert und freundlich-aufgeschlossen erlebt. Ausnahme: eine interkurrente tiefe Beinvenenthrombose, mit der ich die Patientin trotz der eigenen Begeisterung für Aktivität im Alter ins Bett beordern mußte. Da wurde sie sofort klagsam und knurrig, zumal sie wegen der Berufstätigkeit all ihrer Lieben grausige Langeweile hatte.

In solchen Fällen muß der Hausarzt natürlich an den Mechanismus der depressiven Abwehr denken, weil bei diesen Patienten jegliches Potential für Hypochondrie nur so lange abgesättigt bzw. kanalisiert ist, bis sie selbst pflegebedürftig werden, was fast regelhaft in kürzester Zeit zu schwersten Depressionen führt.

Ähnlich verhält es sich mit geriatrischen Patienten, die lange Zeit kranke, v. a. jüngere Familienangehörige bis zu deren Tod oder bis zu einer nicht mehr zu umgehenden Heimunterbringung versorgen. Selbst noch so schwierige neurotische Verstrickungen in derartigen Familien scheinen über den Mechanismus eines hohen Selbstwertgefühls psychoprotektiv auf den alten Menschen zu wirken.

Kasuistik

Eine 82jährige, somatisch multimorbide Patientin versorgte das Haus ihres Schwiegersohns, den Schwiegersohn – die Tochter starb vor 20 Jahren an einem Zervixkarzinom – und ihre geistig sowie körperlich schwer behinderte 31jährige Enkelin mühelos, bis der Schwiegersohn beschloß, seine Tochter in einer Behinderteneinrichtung unterzubringen. Der Grund war, daß er seine neue Freundin, die der behinderten Tochter mit totaler Ablehnung begegnete, bei sich aufnehmen wollte. Nun gestand die alte Patientin, den Schwiegersohn seit über zwei Jahrzehnten gehaßt zu haben, weil er ihre Tochter in der Zeit ihrer Krankheit schlecht behandelt und betrogen hatte. Die bis dahin psychisch unauffällige, nun entmachtete und funktionslos gewordene alte Dame entwickelte innerhalb weniger Wochen ein hirnorganisches Psychosyndrom mit schwersten Depressionen und Verwirrtheitszuständen, so daß eine umgehende Heimunterbringung erforderlich wurde.

Mit diesen Beispielen soll veranschaulicht werden, daß auch zunächst intakt erscheinende Beziehungssysteme hoch ambivalent sind und bei Änderung nur eines Bausteins eine völlig neue Eigendynamik entwickeln können, die dann in aller Regel das Ende der depressiven Abwehr andeutet.

Gruppe II. Psychische Befunde, Umfeld sowie Arzt-Patient-Beziehung gestört

Diese Ausführungen leiten über zu den 103 Patienten mit psychischen Befunden und gestörten Umfeld- sowie Arzt-Patient-Beziehungen.

41 dieser Patienten, entsprechend 40%, waren verheiratet, 79 (=77%), waren multimorbide, 77 (=75%) waren auf die Hilfe von Angehörigen angewiesen, davon waren 22 (=21%) pflegebedürftig im Haushalt ihrer Familienangehörigen untergebracht (s. Tabelle 7).

Auffällig waren hier in allen Fällen gravierende Beziehungskonflikte, von denen sich 70 überwiegend auf Kinder bzw. Schwiegerkinder bezogen und von denen sich 33 mehr auf den Partner konzentrierten. Damit werden aber mehr Tendenzen oder allenfalls Präferenzen ausgedrückt, nicht aber nonvariable Daten. Denn monoman unidirektionale Beziehungsstörungen scheinen in der Praxis- und Alltagsrealität eher eine Ausnahme zu sein. Weitere typische Merkmale dieser Gruppe waren Isolierung, sei es in Form tatsächlicher Einsamkeit oder als „living apart together", wenig Außenkontakte, allgemeine Interesselosigkeit, starke Ich- und Krankheitsbezogenheit. Diese Merkmale wurden zusammengefaßt bei 70 (=77%) der 103 Patienten registriert. Ernsthafte körperliche Behinderungen und Bewältigungsprobleme nach Verlust des Partners oder eines nahen

Angehörigen spielten nur 21mal (=20%) längerfristig eine wesentliche Rolle.
Hier waren also 80% der Paarbeziehungen gestört und 68% der Eltern-Kind-Beziehungen. In diesen Beziehungsstörungen steckten großenteils haarsträubend destruktive Potentiale. Hier fanden sich auffällig oft, und zwar in 34 Fällen, hochgradig konfliktgeladene, aggressiv-fordernde, provozierend-feindselige Arzt-Patient-Beziehungen mit schier unausrottbaren Übertragungs- und Gegenübertragungsmechanismen.
Im Hinblick auf die psychische Diagnose fiel auf, daß von diesen 34 Patienten 23 benzodiazepin- und/oder alkoholabhängig waren, was für insgesamt 36 Patienten zutraf. Von den übrigen 11 Patienten litten 8 an depressiven Syndromen und 3 an den Frühstadien eines hirnorganischen Psychosyndroms.

Kasuistik

Als Beispiel für diese Problemgruppe die Kasuistik einer Lady-doctor-Killerin:

74jährige, multimorbide Patientin, verheiratet mit einem seit 1945 rechtsseitig beinamputierten, beruflich sehr erfolgreich gewesenen, nun zu Depressionen neigenden Ingenieur. Beziehung konflikt- und aggressionsreich. Perfektionistische Hausfrau mit blendendem Exterieur, extremer Ich- und Krankheitsbezogenheit. Krach mit allen Nachbarn in einem Wohnhochhaus, da diese sämtlich sozial, hausfraulich, moralisch inferior. Drei undankbare verheiratete Töchter, für die alles, aber wirklich alles, über Jahrzehnte getan wurde, mit ebenso verwerflichen Schwiegersöhnen und Enkeln. Seit Jahrzehnten benzodiazepinabhängig. Vorbehandelnde Kollegin zur Strecke gebracht, d. h. in lautstarke Gegenübertragung gejagt. Arztwechsel zu mir. Wiederholte Inszenierungsversuche zwecks Übertragung/Gegenübertragung gescheitert. Ausweichen auf meine Assistentin, die sofort in die Rolle der reuegeplagten, fügsamen Tochter fällt, was „störungsfrei" funktioniert bis zum Fälligwerden einer größeren somatischen Intervention. Schnaubend laute Wut bei der Patientin, daß die Praxis bebte. Heulende Assistentin. Angesichts der medizinischen Prioritäten - es ging um die Klärung der Operationsindikation bei nodöser Rezidivstruma mit Verdacht auf tracheale Kompression - autoritäres Durchgreifen meinerseits. Tränenerstickter Anruf der Sekretärin der zuständigen Krankenhausabteilung, die Patientin habe sie zur Verzweiflung gebracht, ich möge trösten. Zum Zeitpunkt der Untersuchung wurde der Chefarzt von seiner Oberärztin vertreten, die alsbald ebenfalls reif für meine Telefonseelsorge war. Angesichts der Lage schien der Operationsverzicht allen Beteiligten bis auf weiteres das Mittel der Wahl zu sein. Vier Monate lang betrat die Patientin nicht mehr die Praxis. Nur Rezeptunterschriften erinnerten mich daran, daß sie mir erhalten geblieben war. Dann erneute Annäherungsversuche, gesteuert über Personal, Assistentin und Ehemann. Ende Februar 1989 war ich wieder die liebste, die beste Ärztin der Welt, die ja nicht zuletzt wegen dieser schlimmen Töchter so sehr gebraucht wird.

Zusammenfassung

Zusammengefaßt zeigt der vorgestellte Ergebnisteil folgendes Bild: Von 226 alternden und alten Patienten hatten 123 eine unauffällige Arzt-Patient-Beziehung. Bei 94 dieser 124 Patienten war auch die Umfeldbeziehung intakt. Nur bei 29 Patienten mit intakter Arzt-Patient-Beziehung lag eine gestörte Umfeldbeziehung vor.
Eine auffällige Arzt-Patient-Beziehung (Stichworte: übertriebene Anhänglichkeit, Abhängigkeit, „doctor shopping and hopping", erhöhte Anspruchs- und Erwartungshaltung, Aggressivität, Feindseligkeit, Provokation von Gegenübertragung, Inszenierungen) lag bei 103 Patienten vor, die ausnahmslos auch psychische Störungen und problematische Umfeldbeziehungen hatten.
Auf diese 103 Patienten verteilten sich die psychischen Diagnosen wie folgt: Hier fanden sich 31 der 36 toxikomanischen Patienten, 30 der 66 Patienten mit depressiven Syndromen, 23 von 32 Patienten mit Neurosen und iatrogenen Fixierungen, 17 von 52 hirnorganischen Psychosyndromen und schließlich 2 von 6 sonstigen Störungen.
Es war nicht möglich, hier zwischen Ursache und Folge zu trennen. Man kann nur konstatieren, daß eine gestörte Arzt-Patient-Beziehung bei gleichzeitig gestörter Patient-Umfeld-Beziehung auffällig oft mit den psychi-

schen Diagnosen Toxikomanie, Neurosen, iatrogenen Fixierungen und depressiven Syndromen zusammentrifft.

Auswirkungen der Geriatrie auf die Familienangehörigen

Wie bereits erwähnt, wurden bei 156 der 226 geriatrischen Patienten insgesamt 371 weitere Familienmitglieder in der eigenen Praxis behandelt. Von diesen 371 Familienangehörigen waren 224 (=60%) psychisch unauffällig. Bei 147 (=40%) Angehörigen lagen psychische bzw. psychosomatische Störungen vor (Tabelle 8).
Es interessierte die Frage, welche geriatrischen Patienten diesen beiden Gruppen von Angehörigen zuzuordnen waren. Als auffälligstes Merkmal für die 224 psychisch unauffälligen Familienmitglieder stellte sich heraus, daß nur 32 (=14%) von ihnen in die Versorgung und Pflege älterer Angehöriger einbezogen waren, und dies überwiegend sporadisch. Dagegen waren 88 (=60%) der 147 psychisch bzw. psychosomatisch auffälligen Familienmitglieder in die Versorgung ihrer pflegebedürftigen geriatrischen Angehörigen involviert (Tabelle 9).
Von den insgesamt 104 geriatrischen Patienten, die Fremdhilfe durch Familienangehörige brauchten, waren nur 11 „Praxis-Singles". Bei 93 pflegebedürftigen Patienten standen auch Angehörige in der Praxisbetreuung, und zwar 120 Patienten.

Bereits in einer vorausgegangenen Praxisstudie zur psychosomatischen Grundversorgung war aufgefallen, daß es offenbar Korrelationen gibt zwischen Selbständigkeits- bzw. Pflegebedürftigkeitsgrad der geriatrischen Patienten und psychischem bzw. psychosomatischem Befund ihrer Angehörigen. Diese Frage wurde hier nochmals überprüft für die 156 geriatrischen Patienten mit ihren 371 Angehörigen in Praxisbehandlung. Nur 21% der Angehörigen von völlig selbständigen geriatrischen Patienten wiesen psychische bzw.

Tabelle 8. 371 mitbehandelte Familienangehörige von 156 alternden Patienten einer Allgemeinpraxis

Psych. o. B.		224 (60%)
Davon pflegend	32 (14%)	
Psych./psychosomat. Störung		147 (40%)
Davon pflegend	88 (60%)	

Tabelle 9

Alternder Patient		Familienangehörige	
Lebensform	n	n	Psych. Störung
			n %
Eig. Haushalt/ keine Hilfe	63	232	48 21
Eig. Haushalt/ Partner-/spor. Fam. Hilfe	13	27	11 41
Eig. Haushalt/ Fam. Hilfe + ggf. Sozialstat.	51	61	49 80
Pflege im Fam. Haushalt	26	32	28 88
Altenheim etc.	3	19	11 58

psychosomatische Störungen auf. In diesem Zusammenhang sei erwähnt, daß in der genannten vorausgegangenen Studie bei 37% aller Praxispatienten psychische bzw. psychosomatische Störungen von Krankheitswert gefunden worden waren. Bei nur sporadischer Pflegebedürftigkeit erhöhte sich der Anteil psychisch auffälliger pflegender Angehöriger bereits auf 41%. Bei regelmäßiger Pflegebedürftigkeit stieg er auf 80%, bei pflegebedingter Unterbringung im Haushalt der Familie auf 88% an.
Dieser Befund sagt noch nichts aus über Ursache und Folge. Auffällig war nämlich, daß bei 76 der 88 psychisch auffälligen pflegenden Angehörigen, d.h. bei 86%, noch eine Vielzahl weiterer Konflikte bekannt war. In 34 Fällen handelte es sich um lange vorbe-

Depressionstherapie

klassisch? → modern?

> Bei Arzneimitteln, die noch nicht über längere Zeit (mehrere Jahre) auf dem Markt im ambulanten und stationären Bereich breit angewandt werden, ist auf neue, z.T. seltene, womöglich lebensbedrohliche unerwünschte Wirkungen zu achten.
>
> 1. Psych. Gespräche am Gasteig, Berichtsband herausgegeben von H. Hippius, E. Rüther, Springer-Verlag Heidelberg (1987) 29

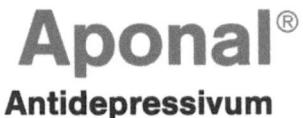

Aponal hat die härteste klinische Prüfung bestanden:

Seit 20 Jahren in Klinik und Praxis bewährt!

Zusammensetzung: Aponal 10: 1 Dragée enthält 11,31 mg Doxepinhydrochlorid entspr. 10 mg Doxepin. Aponal 25: 1 Dragée enthält 28,26 mg Doxepinhydrochlorid entspr. 25 mg Doxepin. Aponal 50: 1 Filmtablette enthält 56,53 mg Doxepinhydrochlorid entspr. 50 mg Doxepin. Aponal Ampullen: 1 Ampulle enthält 28,26 mg Doxepinhydrochlorid in 2 ml Lösung entspr. 25 mg Doxepin.
Anwendungsgebiete: Psychovegetative Erschöpfungs- und Verstimmungszustände mit den Symptomen: Unruhe, Angst und Schlafstörungen. Funktionelle Organbeschwerden. Endogene, psychogene und somatogene Depressionen mit ängstlich-agitiertem Erscheinungsbild und larvierte Depressionen. Akute Angst- und Erregungszustände und Suizidalität. Behandlung von Entzugserscheinungen. Aponal 50: Unterstützend zur Behandlung von Magen-Darm-Erkrankungen, die durch eine psychische Überbelastung mit verursacht sind und von chronischen Schmerzzuständen, die das seelische Befinden beeinträchtigen.
Gegenanzeigen: Überempfindlichkeit gegen Dibenzoxepine, Engwinkelglaukom, schwerwiegende Störung der Harnentleerung, akute Alkohol-, Schlafmittel-, Schmerzmittel- und Psychopharmakavergiftungen, akute Delirien. MAO-Hemmer müssen mindestens zwei Wochen vor einer Behandlung mit Aponal abgesetzt werden. Aponal darf während der Schwangerschaft und bei Kindern unter 12 Jahren nicht angewendet werden. Während einer erforderlichen Aponal Therapie darf nicht gestillt werden.
Nebenwirkungen: Zu Beginn der Behandlung kann es häufig zu Müdigkeit, Mattigkeit bzw. Schläfrigkeit kommen, die nach einigen Tagen meist wieder vergeht. Mundtrockenheit, Akkommodationsstörungen, Obstipation, Tachykardie und Hypotonie können auftreten. Diese Nebenwirkungen verschwinden oft im Laufe der Behandlung gegebenenfalls unter Dosisreduzierung. Gelegentlich kommt es zu einer Gewichtszunahme. Bei einigen seltenen Nebenwirkungen wie Schwindel, Unruhe, Schlafstörungen, Harnverhalten, Herzrhythmus- und Erregungsleitungsstörungen, Hautausschlag, Juckreiz, Schluckbeschwerden, Speichelfluß, Zittern der Hände und extrapyramidalen Störungen, Krampfanfällen, Photophobie und Glaukomanfall sollte die Aponal Therapie unterbrochen werden. Dies gilt auch bei Leukopenie, hämolytischer Anämie und Thrombozytopenie, die in Einzelfällen bei Dauertherapie beobachtet wurden. Selten beobachtete Nebenwirkungen sind außerdem: Gastrointestinale Reaktionen, Schwitzen, Ödeme, Parästhesien, Hitze- und Kälteempfindung, Ohrensausen, passagere Erhöhung der Transaminasen, Delir und vermehrtes Träumen. Endokrinologische Veränderungen wie z. B. Störungen von Libido und Potenz, Gynäkomastie bei Männern sowie Regelblutungsanomalien, Vergrößerung der Mammae und Galaktorrhoe bzw. Laktationsstörungen bei Frauen, Syndrom der inadäquaten ADH-Sekretion, Haarausfall und Änderungen des Blutzuckerspiegels wurden in Einzelfällen beobachtet.
Verkehrswarnhinweis: Dieses Arzneimittel kann auch bei bestimmungsgemäßem Gebrauch das Reaktionsvermögen soweit verändern, daß z. B. die Fähigkeit zur aktiven Teilnahme am Straßenverkehr oder zum Bedienen von Maschinen beeinträchtigt wird. Dies gilt in verstärktem Maße im Zusammenwirken mit Alkohol.
Für Ihre Verordnung: Aponal 10: OP mit 20 Dragées (N 1) DM 9,50; OP mit 50 Dragées (N 2) DM 21,55; OP mit 100 Dragées (N 3) DM 38,95; AP mit 500 Dragées. Aponal 25: OP mit 20 Dragées (N 1) DM 14,60; OP mit 50 Dragées (N 2) DM 31,40; OP mit 100 Dragées (N 3) DM 58,45; AP mit 400 Dragées. Aponal 50: OP mit 20 Filmtabletten (N 1) DM 22,70; OP mit 50 Filmtabletten (N 2) DM 47,70; OP mit 100 Filmtabletten (N 3) DM 89,40; AP mit 600 Filmtabletten. Aponal-Ampullen: OP mit 5 Ampullen DM 12,60; AP mit 50 und 500 Ampullen.
Stand: April 1989.
Weitere Informationen enthält die Fachinformation.

BOEHRINGER MANNHEIM

Boehringer Mannheim GmbH
Galenus Mannheim GmbH
D-6800 Mannheim 31

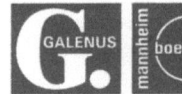
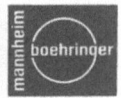

Tabelle 10

88 pflegende Angehörige mit psych./psychosomat. Störungen: Weitere Merkmale	n
Vorbestehender Beziehungskonflikt	34
Partnerkonflikte	27
Probleme mit eig. Kindern	23
Erbstreitigkeiten	14
Ambivalente Arzt-Pat.-Beziehung	82
Sandwich-Generation	54
Pflegende Frauen	77
Davon	
Individualkonflikt	23
+ Klimakterium	19

stehende, konfliktbesetzte Beziehungen mit dem pflegebedürftigen Elternteil, in 27 Fällen um gravierende Partnerkonflikte, in 23 Fällen um Problemsituationen mit den eigenen Kindern, in 14 Fällen um innerfamiliäre Erbstreitigkeiten. Bei 23 in die familiäre Altenpflege involvierten Frauen bestanden außerdem Individualkonflikte von Krankheitswert, in 19 Fällen vergesellschaftet mit klimakterischen Symptomen (Tabelle 10).
Bei 82 der 88 pflegenden Patienten (=93%) bestand eine hoch ambivalente Arzt-Patient-Beziehung. 77 der 88 psychisch auffälligen pflegenden Angehörigen (=87%) waren Frauen. Ferner fiel auf, daß es sich bei den 232 Angehörigen der geriatrischen Patienten ohne Fremdhilfe nur 31mal, d. h. in 13%, um Mitglieder der sog. Sandwich-Generation handelte. (Sandwich-Generation bedeutet, daß bereits erwachsene Kinder zumindest materiell versorgt und gleichzeitig ein älterer Angehöriger gepflegt werden muß. Dieses Phänomen wurde u. a. von Frau Lehr ausführlich beschrieben.)
In den drei aufgeführten Problemgruppen dagegen gehörten 54 der 88 psychisch auffälligen, pflegenden Patienten (=61%) in diese Sandwich-Generation.
Es ließen sich noch etliche Merkmale dieses komplexen Beziehungsgeflechts herausarbeiten, jedoch muß aus Platzgründen hierauf verzichtet werden. Stattdessen soll ein letztes Fallbeispiel geschildert werden.

Kasuistik

Großmutter: 79 Jahre, multimorbide, hirnorganisches Psychosyndrom, harn- und stuhlinkontinent, im Haushalt der Familie pflegebedürftig.
Sohn: adipös, chronisch obstruktive Ventilationsstörung, Kettenraucher, Schäferhundenarr, zunehmende Potenzprobleme.
Schwiegertocher: adipös, sekundär insulinpflichtiger Diabetes mellitus, dominierend, streitbar, besitzbesessen (großzügiges Einfamilienhaus, Tilgung mit Omas Rente).
Enkel: adipös, Genießer von Arbeitsunfähigkeit, Schäferhundenarr, Kettenraucher.
Tochter: Verkäuferin, nebenberuflich Prostituierte, tritt als Privatpatientin auf, zahlt nie die Rechnungen.
Die Multimorbidität der Großmutter bedingte häufig Hausbesuche, die immer im äußerst üppig eingerichteten Wohnzimmer stattfanden (Schränke im Gelsenkirchener Schwerbarock, Prunklampen, protzig unbequeme Polstermöbel mit Bömmeln dran usw.). Die Schwiegertochter beklagte sich, bei ihrem Mann klappe nichts mehr. Dieser erzählte bei von der Ehefrau erzwungenen Praxisbesuchen nur noch von seinen Schäferhunden. Einschlägige somatische Untersuchungen, auch durch Organspezialisten, ergaben keinen Anhalt für die Ursache des Libidoverlustes und der erektilen Impotenz. Ein Partnergespräch ließ wechselseitige Aggressionen explodieren.
Eine akute kardiale Dekompensation der Großmutter führte erstmals zu einem Hausbesuch unmittelbar am Krankenbett. Dieses stand, von einer Schrankwand dürftig abgegrenzt, im ehelichen Schlafgemach. Es roch penetrant nach Kot und Urin. Die Pflegeutensilien für die Großmutter waren im ganzen Schlafzimmer verstreut und auch auf der ehelichen Lagerstätte anzutreffen. Nachdem ich die Schwiegertochter auf diese Problematik angesprochen hatte, wechselte sie samt Tochter den Arzt. Großmutter, Sohn und Enkel blieben mir erhalten. Von der nachbehandelnden Kollegin erfuhr ich, als Grund für den Arztwechsel habe die Schwiegertochter angeführt, ich sei ihr zu ehrlich gewesen.

Die wichtigsten Ergebnisse:

1. Somatische Multimorbidität allein bedingt keine Pflegebedürftigkeit geriatrischer Patienten, ausgenommen schwere körperliche Behinderungen.

2. Die Pflegebedürftigkeit geriatrischer Patienten steigt sprunghaft an, wenn eine psychische Störung ohne, erst recht mit somatischer Multimorbidität vorliegt. Letzteres war bei 45% des Gesamtkollektivs der Fall und machte bei 83% der betroffenen Patienten die Versorgung durch Familienangehörige erforderlich.
3. Typisch für psychisch unauffällige geriatrische Patienten mit intakter Umfeld- und Arzt-Patient-Beziehung (36% des Kollektivs) war ungeachtet der Häufigkeit von somatischer Multimorbidität (60%) ein hoher Aktivitätsgrad, verbunden mit einem positiven Selbstwertgefühl.
4. Es ist dringend zu beachten, daß alle einmal erhobenen somatischen wie psychischen Befunde bzw. gestellte Diagnosen auch beim alternden Menschen nichts Statisches, sondern etwas höchst Dynamisches, Kybernetisches sind. Gerade beim alternden Patienten sind die Risiken der versagenden depressiven bzw. hypochondrischen Abwehr besonders groß, scheinbare Harmonien auch mit dem Umfeld besonders labil.
5. Psychisch gestörte geriatrische Patienten haben auffällig oft gravierende Beziehungskonflikte, einschließlich einer gestörten Arzt-Patient-Beziehung (46% des Kollektivs). Typisch für diese Gruppe sind Isolierung sowie starke Ich- und Krankheitsbezogenheit. Je konfliktgeladener die Umfeldbeziehungen dieser Patienten sind, desto problemreicher gestaltet sich auch die Arzt-Patient-Beziehung.
6. Die psychischen Diagnosen Toxikomanie (Benzodiazepin- und/oder Alkoholabhängigkeit), Neurosen, iatrogene Fixierungen und schließlich depressive Syndrome sind, gemessen an ihrem Vorkommen im untersuchten Kollektiv, besonders häufig bei stark konfliktbesetzten, ja, destruktiven Umfeld- und Arzt-Patient-Beziehungen anzutreffen.
7. Auffallend häufig ist die Kombination von psychisch gestörten, pflegebedürftigen Patienten und psychisch/psychosomatisch gestörten Familienangehörigen, die überwiegend funktionelle Syndrome aufweisen, wie in einer vorausgegangenen Studie nachgewiesen werden konnte. Es besteht eine deutliche Abhängigkeit vom Grad der Pflegebedürftigkeit der geriatrischen Patienten und dem Anteil psychisch auffälliger, pflegender Angehöriger. Pflegende Frauen der Sandwich-Generation sind besonders stark betroffen. Auffällig häufig finden sich dabei komplexe Beziehungsprobleme. Typisch ist hier ferner die Frequenz erheblich gestörter Arzt-Patient-Beziehungen als Bestätigung der Balint-Idee.
8. Der Allgemeinarzt verfügt über ein praxistypisches Instrumentarium, um geriatrische Patienten somatisch und psychotherapeutisch angemessen zu versorgen, auch unter den Gesichtspunkten der Prävention und Rehabilitation im Sinn von „Fördern durch Fordern".
9. Problemlösendes Beraten und Verhalten scheinen um so schwieriger zu sein, je gravierender bestehende Beziehungskonflikte sind. Damit bestätigen sich an diesem geriatrischen Kollektiv die Beobachtungen, die am Gesamtkollektiv der Praxispatienten mit psychischen/psychosomatischen Störungen in einer vorausgegangenen Studie gemacht wurden. Damals waren für fast 50% der 515 Patienten Beziehungskonflikte mit symptomauslösender, symptomunterhaltender oder symptomverschlimmernder Wirkung gefunden worden. Die hausärztliche Kenntnis über die gewaltigen Ausmaße so mancher neurotischer Verstrickung läßt es in vielen Fällen angemessener erscheinen, statt von Problemlösung von Problemlinderung zu sprechen.

Der alternde Mensch – Erfahrungen aus der Spitalpraxis

G. Mombelli

Hospitalisierung: Wann und wie lange ist sie sinnvoll?

Das Altern ist keine Krankheit, sondern ein Zustand von verminderter Adaptionsfähigkeit zur Umwelt. Mit dem Altern kommt es in der Tat unausweichlich zu einem progredienten Verlust der somatischen und geistigen Funktionen, das harmonische Gleichgewicht zwischen Soma, Psyche und Umwelt gerät ins Wanken. Es genügen schon kleine Störfaktoren, und es kommt zur Krankheit, zum Leiden. Der alternde Mensch ist somit an sich nicht krank, aber anfällig. Wird er mal krank, wird er häufig – viel häufiger als der junge Mensch – hospitalisiert.

Dabei darf nicht vergessen werden, daß die Hospitalisation für den alten Menschen ein einschneidendes Lebensereignis werden kann. Er hat Angst vor dem Spital,

- er weiß von Bekannten, die infolge einer schweren Krankheit hospitalisiert wurden, gesundheitlich schwer gehandicapt blieben und ihre Selbständigkeit verloren,
- er weiß von anderen Bekannten, die zwar ihre Krankheit überstanden haben, nach einem langen Spitalaufenthalt aber ins Pflegeheim verlegt wurden.
- Der alte Mensch ist auch mißtrauisch. Er spürt in bestimmten Situationen, daß die Hospitalisation zwar formell mit einem somatischen Leiden begründet wird, in der Tat aber auch Ausdruck der Verweigerung von seiten seines familiären und sozialen Milieus sein kann. Nicht selten wird der alte Mensch gegen seinen Willen hospitalisiert.

Die primären Ziele der Spitalbehandlung des alten Menschen sind klar. Es geht darum

1. ihn möglichst schnell und vollständig von seinem Leiden zu befreien, um
2. die Integration in seinem sozialen Netz und somit seine Selbständigkeit zu gewährleisten.

Dazu gelten die folgenden Prinzipien:

1. *Die Hospitalisationsdauer sollte auf ein Minimum reduziert werden.* Eine zu lange Hospitalisation kann die Reintegration des alten Menschen in seinem sozialen Milieu und somit seine Selbständigkeit gefährden.
2. *Im diagnostischen Vorgehen ist die Anamnese bei alten Menschen zwar häufig mühsam, aber eminent wichtig.* Wenn möglich sollten immer auch die Angaben von Familienangehörigen oder Bekannten berücksichtigt werden.
3. Bei der *körperlichen Untersuchung* muß beachtet werden, daß die Symptome im Alter häufig spärlich, atypisch oder irreführend sind.
4. *Bei den Zusatzuntersuchungen immer gezielt nach möglichst behandelbaren und heilbaren Krankheiten fahnden.* Langwierige und invasive Untersuchungen nach unbehandelbaren Krankheiten sind gerade bei älteren Menschen häufig sinnlos, manchmal gefährlich und krankmachend.
5. Bei der Gesamtbeurteilung sollen schließlich immer somatische und geistige Leiden mit eventuellen familiären oder sozialen Störfaktoren integriert werden.

In der Folge möchte ich diese Prinzipien anhand einiger Beispiele illustrieren.

Kasuistik

Der erste Fall betrifft eine 76jährige noch sehr vitale und unternehmungslustige Frau.
Sie wurde vor 4 Jahren wegen eines lokalisierten Korpuskarzinoms operiert. Anfang 1988 konsultiert sie den Arzt wegen allgemeiner Müdigkeit, subfebrilen Temperaturen und Muskelschmerzen im Bereich des Schulter- und Beckengürtels.
Die körperliche Untersuchung ist unauffällig, bei der Laboruntersuchung fällt eine extrem hohe Senkung auf (über 100 mm/1 h). Man denkt in erster Linie an Metastasen vom vor 4 Jahren operierten Karzinom, und es werden entsprechende Untersuchungen inklusive Computertomographie und Knochenszintigraphie durchgeführt. Diese Untersuchungen fallen alle gut aus.
Wir sehen die Patientin ambulant 6 Monate später, wieder wegen den gleichen Beschwerden. Die Verdachtsdiagnose ist klar; am gleichen Tag läßt man die notwendigen Blutuntersuchungen durchführen und man sagt der Patientin, sie solle am folgenden Morgen ins Spital kommen, man könne ihr wahrscheinlich helfen.
Am folgenden Morgen ruft die Patientin erschrocken und verzweifelt an: sie könne nicht ins Spital kommen - sie fährt noch selber Auto - sie sehe fast nichts mehr.
Die Patientin wird per Ambulanz ins Spital eingeliefert. Sie wird sofort mit hochdosierten Steroiden behandelt. Die *Verdachtsdiagnose heißt Arteriitis temporalis*. Diese Diagnose wird von den entsprechenden Untersuchungen bestätigt. Mit der Therapie kommt man aber zu spät. Der arteriitische Prozeß hat die Aa. ophthalmicae befallen und zur definitiven, fast totalen Blindheit geführt.

Dies ist ein Beispiel für eine Situation, in der man lange nach einem kaum behandelbaren Leiden wie einem metastasierenden Karzinom gesucht hat. Dabei hat man eine therapeutisch gut angehbare Krankheit wie die Arteriitis temporalis vergessen. Hätte man die Patientin eine Woche früher mit Steroiden behandelt, wäre sie nicht blind geworden.
Die Arteriitis temporalis ist eine klassische Erkrankung des alten Menschen; sie befällt ganz selten Individuen, die unter 60 Jahre alt sind. An diese Diagnose muß man immer denken bei der Trias

- polymialgische Schmerzen,
- allgemeine Symptome (häufig mit Kopfschmerzen),
- sehr hohe Senkung.

Die Krankheit spricht prompt auf Steroide an. Die befürchtetste Komplikation ist, wie bei unserer Patientin, der Befall der Aa. ophthalmicae, ein Befall, der zum Visusverlust führen kann.

Kasuistik

Der zweite Fall betrifft einen 78jährigen Patienten. Er ist pensionierter Maurer, noch rüstig, mit gut erhaltenen geistigen Funktionen.
Er wird im Mai 1988 hospitalisiert.
Bei der Anamnese wird natürlich die Frage gestellt, was ihm fehle, wieso er ins Spital komme. Die Antwort lautet: „Mir fehlt eigentlich nichts. Es ist meine Frau, die findet, mit mir sei etwas los, ich müsse im Spital gründlich untersucht werden."
Der Patient wird nach Wunsch der Frau gründlich untersucht. Man kann aber keine groben pathologischen Befunde feststellen.
Nach ein paar Tagen lasse ich die Ehefrau für ein persönliches Gespräch kommen. Es handelt sich um eine zierliche, sehr aufgeregte Frau. Sie findet keine Ruhe auf dem Stuhl und spricht ununterbrochen: Der Ehemann sei nicht mehr der gleiche, sei faul geworden, viel weniger hilfsbereit, und insbesondere schnarche er in der Nacht, so daß sie kaum mehr schlafen könne.
Ich selber komme kaum dazu, etwas zu sagen und habe somit die Gelegenheit, die Frau des Patienten genau zu beobachten. Dabei fallen mir die schon erwähnte Nervosität und Bewegungsunruhe auf, sowie angedeutete Glanzaugen und einen feinen Tremor der Hände.
Nach diesem Besuch spreche ich nochmals mit dem Patienten: Wegen des Schnarchens frage ich insbesondere gezielt nach dem Alkoholkonsum am Abend. Die Antwort lautet, daß er schon immer beim Abendessen 1-2 Gläser Wein trinke. Übrigens schnarche er auch seit jeher, das habe man ihm schon im Militärdienst gesagt. Nur, die Frau habe vorher trotzdem gut geschlafen. Jetzt könne sie sowieso nicht schlafen und deswegen merke sie sein Schnarchen.
Beim nächsten Gespräch mit der Frau bestätigt sich mein Eindruck, daß der hospitalisierte Ehemann gesund ist, die Frau dafür krank. Ich bespreche das mit der Ehefrau und frage sie, ob sie mit einer Blutuntersuchung einverstanden ist. Diese

Untersuchung bestätigt, daß die Ehefrau schwer hyperthyreot ist.
Der Patient wird entlassen und die Ehefrau behandelt. Nach 2 Monaten ist die Ehefrau euthyreot, der Ehemann schnarcht zwar wahrscheinlich weiter, sie kann aber gut schlafen. Das Familienleben ist wieder friedlich geworden.

Dieses Beispiel zeigt, wie wichtig es ist, bei der Aufnahme der Anamnese die Familienangehörigen miteinzubeziehen. Häufig ist eben nicht der alte Mensch krank, sondern es hat sich in seinem Umfeld etwas geändert.

Kasuistik

Beim nachfolgenden Fall geht es auch um das Problem des Schnarchens.
Der Patient ist ein 76jähriger ehemaliger Büroangestellter. Bis vor einem Jahr ist es ihm gut gegangen.
Seit einem Jahr bemerkt die Ehefrau einen Abfall der geistigen Funktion, eine zunehmende Gleichgültigkeit und Apathie und ein intensives und störendes Schnarchen. Die Frau könne dabei fast nicht mehr schlafen.
Auf die Frage was ihm fehle, warum er ins Spital gekommen sei, antwortet der Patient gleichgültig: er wisse es nicht.
Bei der körperlichen Untersuchung fällt zuerst nicht viel auf. Herz-, Kreislauf- und Atemsystem sind in Ordnung, die Belastung des Abdomens ergibt keine pathologischen Befunde. Schwer pathologisch ist aber der Geisteszustand: der Patient ist zwar allseits orientiert, aber extrem verlangsamt und psychisch abgestumpft.
Bei einer zweiten, genaueren Untersuchung fallen dann dem Assistenten einige feine Symptome auf, die dann schließlich zur Diagnose führen: eine trockene Haut, eine komisch veränderte, rauhe Stimme und insbesondere pathologische Sehnenreflexe: sie sind zwar vorhanden, nach der initialen Kontraktion ist aber die Relaxation der Muskulatur stark verlangsamt.
Aus diesen feinen klinischen Zeichen, zusammen mit den geistigen Veränderungen, folgert der Assistent die richtige Synthese, und läßt die Schilddrüsenhormone bestimmen. Diese bestätigen eine *schwere primäre Hypothyreose,* mit sehr niedrigen Werten für Thyroxin und Trijodthyronin und ein stark erhöhtes TSH. Die Schilddrüsen-Antikörper sind auch stark erhöht und zeigen somit, daß es sich um eine chronische Entzündung der Schilddrüse handelt, um eine sog. chronische Thyreoiditis Typ Hashimoto.

Der Patient wird mit zuerst niedrigen, dann höheren Dosen Thyroxin substituiert, und der Erfolg ist eindeutig. Er wird geistig wieder rege und unternehmungslustig und, was die Ehefrau besonders zu schätzen scheint, auch das unerträgliche Schnarchen verschwindet vollständig.

Dieser Fall illustriert eine besonders wichtige Problematik. Kommt es beim alternden Menschen zu einem Zerfall der geistigen Funktion, muß das nicht ipso facto als psychoorganisches Syndrom vaskulärer oder degenerativer Genese taxiert und als definitives Schicksal akzeptiert werden.
Bei jedem Fall von rapidem geistigen Zerfall oder gar Demenz beim alternden Mensch müssen immer behandelbare Ursachen ausgeschlossen werden. Dazu gehören insbesondere:

- metabolische Störungen, wie Störungen der Schilddrüsenfunktion und Vitaminmangelzustände;
- chronische Intoxikationen mit Medikamenten, Alkohol oder anderen Drogen;
- chronische Enzephalitiden bei Lues oder anderen Erkrankungen;
- der normotensive Malabsorptionshydrozephalus;
- Hirntumoren;
- die Depression, die das Bild einer Demenz larvieren kann.

Kasuistik

Der letzte Fall betrifft einen 79jährigen Patienten. Er war und ist Landwirt, er ist immer noch imstande kleine Arbeiten zu erledigen.
Immer gesund, nie operiert, nie im Spital gewesen, er hat nur seit einigen Jahren Probleme mit dem Wasserlassen.
Am Abend vor der Hospitalisation fühlt er sich unwohl, todmüde. Er verweigert das Essen und geht sofort ins Bett. Am folgenden Morgen wird er vom Sohn zitterig und verwirrt im Bett aufgefunden. Der Sohn läßt ihn sofort hospitalisieren.
Beim Eintritt ist der Patient verwirrt, unruhig, zitterig. Man kann von ihm keine richtige Anamnese aufnehmen. Man denkt zuerst an einen zerebrovaskulären Insult.

Bei der klinischen Untersuchung fällt auf, daß die Palpation im Unterbauch schmerzhaft ist. Die Temperatur beträgt 39,2 °C.
Der Assistent reagiert richtig. Es wird eine Ultraschalluntersuchung durchgeführt, die eine große Retentionsblase zeigt. Es wird ein Urinkatheter eingelegt, und der Urin wird langsam entleert. Im Urinsediment finden sich viele Leukozyten und Bakterien. Nach Entnahme von Urin- und Blutkulturen wird der Patient mit einer breitspektrigen antibiotischen Therapie behandelt.
Der Erfolg ist verblüffend: nach 2 Tagen ist der Patient entfiebert und wieder munter. Nach 3 Tagen kommt aus dem Labor die Meldung, daß in Blut und Urin E. coli isoliert wurden. Es handelte sich also um eine Urosepsis.

Die Urosepsis ist beim alten Mann sehr häufig. Die Symptome können unspezifisch oder irreführend sein: nicht selten manifestiert sich eben die Urosepsis, wie in unserem Falle, unter dem Bild eines Verwirrungszustandes. Denkt man daran, ist die Diagnose einfach und die Therapie meist erfolgreich.

Ergebnisse

Mit diesen Beispielen wollte ich folgende Punkte aufzeigen:

1. Die *Wichtigkeit der Anamnese* bei älteren Patienten. Sie ist zwar häufig langwierig, die dafür geopferte Zeit ist aber sicher keine verlorene Zeit. – Die Aussagen der Familienangehörigen sind unerläßlich, man muß sie aber richtig gewichten. Sie können auch tendenziös oder gar falsch sein mit dem Ziel, sich von einem alten und nicht mehr akzeptierten Menschen zu befreien.
2. Beim alten Mensch sind die *Symtome häufig frustran, unspezifisch oder atypisch.* Dies gilt insbesondere für Infektionskrankheiten und akute metabolische Störungen, die sich unter dem Bilde eines Verwirrungszustandes manifestieren können.
3. Die Zusatzuntersuchungen sollten möglichst gezielt auf *behandelbare* und *heilbare* Krankheiten gerichtet sein. Die Hospitalisationsdauer muß auf ein Minimum reduziert werden.
4. Der geistige Abbau oder gar die Demenz ist auch im fortgeschrittenen Alter nicht immer die Folge von unbehandelbaren degenerativen oder vaskulären Hirnaffektionen. Auch beim älteren Menschen müssen *therapiebare Ursachen mit adäquaten Mitteln gesucht bzw. ausgeschlossen werden.*

Der alte Mensch mit Krebs

C. Göpfert

„Wieviel Arzt braucht unser Patient?"

Gerade der krebskranke ältere Patient ist in der Endphase seiner Krankheit in besonderer Weise auf die Führung und Hilfe seines Arztes angewiesen. Dazu habe ich aus dem unmittelbaren hausärztlichen Erleben eine Kasuistik mitgebracht:

Unser Patient J. B., geb. 1921 in Oberbayern, entstammte einer kinderreichen Familie, einfachen Verhältnissen und war gelernter Steinmetz. In seiner Ehe mit einer sehr kindlich wirkenden alkoholkranken Frau hat er zwei Söhne und eine Tochter. Einer der Söhne ist im Alter von 18 Jahren ertrunken, der zweite hat 1983 Selbstmord durch Erhängen begangen, einer seiner Enkel verübte mit Komplizen einen Bankraub→Lebensknick.
Ab 1976 war Herr B. wegen hohen Blutdrucks, Nierensteinen, Gicht, einer koronaren Herzerkrankung und Wirbelsäulenbeschwerden in meiner hausärztlichen Betreuung. An Vorerkrankungen hatte er als Kind gehäuft Lungenentzündungen, 1943 eine Gelbsucht, 1947 eine Appendektomie, 1965 drei stationäre Behandlungen wegen Lungenabszessen und 1967 eine Bandscheibenoperation durchgemacht. 3 Jahre vor dem Auftreten des Prostatakarzinoms war 1981 schon einmal ein Plattenepithelkarzinom der Unterlippe reseziert worden, 1983 eine aktinische Keratose an der Oberlippe.
Die letzte Vorsorgeuntersuchung war 1982 ohne Befund geblieben. Der Patient kam jetzt nicht wegen Prostatabeschwerden, sondern um sich wieder einmal den Blutdruck messen zu lassen. Bei der turnusmäßig notwendigen eingehenden Untersuchung zeigte sich palpatorisch ein verdächtiger Befund, der sich sonographisch leider als in die Blase durchgebrochener, von der Prostata ausgehender Tumor erwies. Eigene Betroffenheit→Gefahr des Aktionismus als Ausdruck der Abwehr eigener Krebsangst.

Deshalb:

Am selben Abend führte ich bei dem Patienten einen Hausbesuch durch, um mit ihm und seiner Ehefrau in Ruhe das Für und Wider der Verdachtsmomente, mögliche therapeutische Konsequenzen, Gefahren und Chancen ausführlich besprechen zu können. Im Laufe dieses Gespräches verwandelte sich die anfängliche *Niedergeschlagenheit* und *Ängstlichkeit* (ausführlicher: Ängste des Patienten, Ängste der Frau) der Eheleute in eine realistischere Sehweise der Situation und der therapeutischen Möglichkeiten. Es zeigte sich im weiteren Verlauf, daß hier der Grundstein zu einem Vertrauensverhältnis im Sinne eines Arbeitsbündnisses gelegt war, ohne den der weitere Verlauf der Behandlung so nicht vorstellbar gewesen wäre.
Am darauffolgenden Tag stationäre Aufnahme in einer urologischen Abteilung. Es folgte eine insgesamt 6wöchige stationäre Behandlung. Die radikale Prostatektomie war leider nicht mehr möglich. Bei einer Staging-Lymphadenektomie war die Mehrzahl der Lymphknoten befallen. Plastische Orchiektomie und anschließend Beginn der kontrasexuellen Zytostase.
Wieder zu Hause, zeigte sich, daß diese Medikation zu erheblichen Nebenwirkungen führte, am lästigsten waren Veränderungen des Geschmackssinns, allgemeine Lustlosigkeit, Brustschmerzen bei Gynäkomastie und Hautveränderungen. Die Stimmlage veränderte sich, wurde höher. Bei den fachonkologischen Kontrolluntersuchungen zunächst Tumorregression. Bis 1986 zwei weitere Krankenhausaufenthalte wegen Phlebothrombose rechts und einer linksseitigen Pneumonie. Trotz der beeinträchtigenden Nebenwirkungen ging Herr B. während dieser Zeit relativ unbeschwert seinem Rentnerdasein nach, kümmerte sich rührend um seine Frau und pflegte sonstige soziale Kontakte. Er ging viel mit seinem Hund spazieren und machte einen durchaus ausgeglichenen und fröhlichen Eindruck. Während dieser Zeit waren in ca. 4wöchigen Abständen Besprechungstermine notwendig zur Koordinierung der onkologischen

Nachsorge, Blutdruckkontrolle und Medikamentenverordnung. Anläßlich dieser Kontakte wurde von mir immer wieder die Gelegenheit genutzt, dem Patienten intensiv zu bestätigen, wie wichtig seine Lebensgestaltung für den Verlauf seiner Krankheit ist. Bei Herrn B. hatte ich den Eindruck, als ob der vorher oft verdrossen und verzweifelt wirkende Patient mit dem Ausbruch der Krebskrankheit vielleicht eine Legitimation gewonnen hatte, bei der Gestaltung seines eigenen Lebens, eigene Bedürfnisse und Wünsche gegen die seiner Umwelt klarer abzugrenzen und auszusprechen und auch dadurch seiner Umwelt während des ganzen folgenden Krankheitsverlaufes das Gefühl von sinnvoller Lebendigkeit zu vermitteln.

Leider zeigten sich im Februar 1986 die ersten Zeichen eines lokalen Rezidivs. Mehrere operative Eingriffe sowie hochdosierte Zytostatikagaben konnten ein weiteres Tumorwachstum nicht mehr verhindern. Durch einen fast kindskopfgroßen Rezidivtumor mit langstreckiger Ummauerung des Rektums entwickelte sich rasch eine anale Inkontinenz, die dazu führte, daß der Patient lediglich noch mit Windelhosen das Haus verlassen konnte und dadurch in seinem Bewegungsradius stark eingeschränkt war. Schließlich kam es zum Harnstau beidseits mit nachfolgender Urosepsis. Nach Absprache mit dem Patienten wurde stationär eine Nierenfistel angelegt.

Praktisch moribund wurde Herr B. Ende 1986 nach Hause entlassen. Man kann sich seinen Zustand elend genug vorstellen. Der Stuhl wurde durch eine zentrale Tumorzerfallshöhle, die irgendwie Anschluß an den Anus gefunden hatte, entleert. Über eine seitliche Nierenfistel entleerte sich der Urin. Durch Tumor und aggressive Chemotherapie sehr geschwächt, litt der Patient unter unerträglichen Schmerzen im Kreuz und in beiden Beinen. Er hatte keinen Appetit und war völlig abgemagert.

Voller Angst wurde ich von dem Ehepaar bei meinem ersten Hausbesuch begrüßt, vor allem die unerträglichen Schmerzen hätte Herr B. gerne losgehabt. Immer wieder kam es zu septischen Fieberschüben mit Schüttelfrösten.

Eins gab mir der Patient unmißverständlich zu verstehen, jede therapeutische Chance sollte genutzt werden, auch aus Angst um seine Frau ...

In dieser Situation wurde ich als Hausarzt mit mehreren Problemen konfrontiert:

- Durfte ich Maßnahmen ergreifen, die möglicherweise eine Lebensverlängerung bewirkten?
- Reichte mein Wissen, mein Können und meine Erfahrung für die Behandlung eines so schweren Zustandes aus?
- Sollte ich den Patienten nicht lieber doch in eine Klinik schicken?
- Würde die hier geforderte ständige Präsenz nicht die mir zur Verfügung stehende Kraft und Zeit und evtl. auch die Geduld meiner Familie überstrapazieren?
- War ich innerlich bereit, diesen Patienten beim Sterben zu begleiten?

In diesem Fall fand ich – wie auch bei einer Vielzahl ähnlich gelagerter anderer Fälle – guten Rat und Zuspruch bei Kollegen, vor allem auch meiner Balint-Gruppe, und in dem Buch „Therapeutics in Terminal Cancer" von Twycross und Lack.

Allein schon die Darstellung der jetzt anstehenden Behandlungsmöglichkeiten und offenes Besprechen der möglichen Chancen gaben dem Patienten genug Hoffnung, um mit der jetzt für die symptomatische Therapie notwendigen Polypragmasie einverstanden zu sein. Sie bestand aus oralem Morphium in retardierter Form, Laxanzien-Dauertherapie, chronischer Gabe eines Gyrase-Hemmers, bei Bedarf Antirheumatika, Prednisolon-Dauertherapie mit 10–20 mg täglich, Magenschutztherapie und der Versorgung mit den nötigen Pflegeartikeln wie Windelhosen, Windeleinlagen, Beinbeutel für die Nierenfistel usw.

Innerhalb weniger Tage wurde der Patient – insbesondere nach zusätzlicher Gabe von Salm-Calcitonin – schmerzfrei, Stimmung und Appetit besserten sich deutlich, Gewichtszunahme war zu verzeichnen. Er stand wieder auf, kleidete sich an und fing wieder an spazieren zu gehen, selbst kleinere Autofahrten zum Einkaufen traute er sich zu. Es war also bei diesem schwerstkranken Patienten der nahezu unglaubliche Zustand eingetreten, daß er – obwohl sich objektiv an seinem Befund nichts geändert hatte –, begleitet durch intensive familiäre und ärztliche Zuwendung und auch durch medizinische Polypragmasie, einen subjektiv als lebenswert empfundenen Zustand erreicht hatte.

An Äußerungen des Patienten wie „Sie können sich gar nicht vorstellen, wie intensiv ich das Grün in diesem Frühjahr wahrnehme", „in diesem Frühjahr die Vögel noch einmal singen zu hören, Sie glauben gar nicht, was das für mich bedeutet", konnte ich ablesen, wie wertvoll diese Zeit für den Patienten war.

Praktisch immer, wenn es sein Zustand zuließ, war Herr B. damit beschäftigt, die ihm zur Verfügung stehende Zeit aktiv zu gestalten, seine Familie auf seinen Tod vorzubereiten.

Mitte Mai stellte sich erneut eine Ileus-Symptomatik ein. In einem langen Gespräch wurde die veränderte Situation zwischen dem Patienten, seiner Frau und mir besprochen. Jetzt äußerte er den dringlichen Wunsch, wieder in einer Klinik behandelt zu werden. Er wollte seiner Ehefrau eine weitere Pflege nicht mehr zumuten. In der Klinik ließ er keine weiteren medizinischen Maßnahmen mehr zu und verstarb zwei Tage später.

Die Erinnerung an diesen Menschen ist besonders auch durch die Art und Weise seiner Krankheitsbewältigung für alle, die mit ihm zu tun hatten, wertvoll. Trotz seiner schweren körperlichen Beeinträchtigung war es für ihn möglich, in Würde zu sterben. Dies war vor allem auch für die Weiterbehandlung der Familie wichtig.

Bei der weiteren Behandlung seiner Ehefrau verspüre ich natürlich so etwas wie einen posthumen Auftrag (gemeinsame Trauerarbeit→Sozialversuch; Aufbauarbeit, Zunutzemachen somatischer Therapie). Die Alkoholkrankheit seiner Witwe scheint zur Zeit unter Kontrolle zu sein. Für die Kinder des Wohnblocks, in dem sie lebt, ist sie die Oma B., die immer hilfreich und für jedes Kümmernis da ist.

Mein erster alter Patient

Trainingsmethoden für Medizinstudenten

H. Andritsch, E. Wendler und A. Reiterer

Einleitung

Seit 10 Jahren besteht in Graz die Gruppe „Medizin und Ethik". Medizinstudenten betreuen schwerkranke Patienten an folgenden Stationen: Kinderchirurgie, Kinderklinik, Intensivstation der Anästhesiologie, II. Medizinische Abteilung des LKH Graz. Diese freiwilige Tätigkeit dient einerseits als Bereicherung im Medizinstudium, andererseits stellt es eine wertvolle Einrichtung für den klinischen Alltag dar. Der Student fungiert als Vermittler zwischen Patient und Arzt sowie Pflegepersonal und als Gesprächspartner und Begleiter für den Patienten, während seines Krankenhausaufenthaltes.
Als Stütze für unsere Betreuungstätigkeit gelten die *Balint-Gruppe*, Jour fixe (Klinikbesprechungen) und selbstorganisierte Treffen zwischen Studenten und Selbsterfahrungsgruppen.

Vorstellung des Patienten

Herr Franz M., 70 J., Multimorbidität, Diabetes mellitus, schwerhörig, fast erblindet, Desorientiertheit. – Aufgabenstellung für den Betreuer: Mobilisierung, Aktivierung zu mehr Eigeninitiative für den Genesungsprozeß.

Betreuungsschilderung
(von A. Reiterer)

Vor dem ersten Besuch quälten mich Gedanken, wie: Wie wird er mich aufnehmen? Was sollte ich tun, wenn er nichts redet und ich anstehe? Ich hatte Angst vor dem Ungewissen und versuchte mir eine Strategie zurechtzulegen.
Ich ging mit Elisabeth ins Zimmer. Sie stellte mich vor und sagte dem Patienten, daß ich öfters kommen würde, wenn er es wolle. Dann war ich alleine mit ihm. Rechts und links lagen noch zwei weitere Patienten. Ich bemerkte schnell, daß Herr M. schwerhörig war, weshalb ich mit ihm schreien mußte. Das war völlig ungewohnt für mich. Die beiden anderen Patienten verunsicherten mich noch mehr. Es herrschte lähmende Stille – nur ich habe geschrien. Ich wurde hektisch. Ich erzählte dem Patienten was ich mache und warum ich gekommen war. Er aber redete kein Wort, ließ nur einfach alles über sich ergehen.
Auch auf meine Frage, ob ich wiederkommen solle, erhielt ich keine Antwort. Minuten erschienen mir wie Stunden. Endlich ging ich hinaus. Elisabeth wartete auf mich und mein erster Satz war: „Es war entsetzlich. Er hat kein einziges Wort gesagt." Es war genau so, wie ich es am meisten befürchtet hatte. Ich war sehr froh, daß ich nicht alleine war. Nachdem die erste Aufregung vorbei war und ich etwas Abstand gewonnen hatte, dachte ich, daß ich total versagt habe. Ich bin überhaupt nicht angekommen. Die Stille und das Beobachtetwerden waren fast nicht auszuhalten. Ich war wie gelähmt, leer und hilflos.

Vor meinem *2. Besuch* überlegte ich mir schon, was ich Herrn M. alles erzählen könnte, damit es nicht wieder so still sein würde. Ich wußte, was mich erwartete und kannte meine Aufgabe. Ich versuchte ihm gut zuzureden und wollte, daß er versteht, daß es gut für ihn sei, wenn er spazierengehen und ein bißchen essen würde. Aber der Patient meinte nur: Mag nicht, hab' keinen Hunger, kann nicht aufstehen. Ich hatte das Gefühl, daß er sich völlig aufgegeben hatte und nur noch aufs

Sterben wartete. Er aß nichts und ging auch nicht spazieren.
Später sprach ich wieder mit meinen Kollegen darüber. Wieder erreichte ich nicht das, was ich wollte. Ich überlegte mir: Nur weil er alt ist, bräuchte er noch lange nicht einfach im Bett zu liegen und zu warten, was geschehen würde. Andererseits aber: Habe ich das Recht, ihn zu etwas zu zwingen, was er nicht will? Er kann doch sein Leben selbst bestimmen - auch mit 70. Wer weiß, was er schon alles erlebt hat, denn so wie er aussieht und so wie er sich verhält, scheint er ausgelebt zu haben.

3. Besuch: Ich erfuhr von der Schwester, daß Herr M. ins Pflegeheim kommen sollte, daß er es aber noch gar nicht wußte. Daher nahm ich Kontakt mit der Zimmerärztin auf, die es ihm dann mitteilte. Gleichzeitig traf ich auch mit dem Sohn von Herrn M. zusammen, der sich kaum um seinen Vater kümmerte und ihm nur hin und wieder einen 5-Minuten-Pflichtbesuch abstattete. Er versuchte sich vor mir zu rechtfertigen und bedankte sich für meine Mühe - wie er ausdrückte.
Nach einem weiteren zaghaften Versuch, Herrn M. zum Spazierengehen zu bewegen, meinten seine Bettnachbarn, daß ich ihn härter anpacken müßte, da ich sonst nichts erreichen würde. Schließlich gelang es mir, ihn zu mobilisieren und zum Essen zu bringen.
Nachher war ich einerseits zufrieden mit mir, andererseits machte ich mir Gedanken darüber, was in Zukunft auf den Patienten und auf mich zukommen würde.

4. Besuch: Beim Spazierengehen auf dem Gang sprach ich Herrn M. auf das Pflegeheim an. Er wußte zwar, daß die Ärztin mit ihm gesprochen hatte, realisierte aber die Tatsachen nicht. Ich habe ihm die Umstände erklärt und ihm gesagt, was ihn erwarten würde. Gleichzeitig versuchte ich vom Pflegeheim ein positives Bild zu vermitteln: Er würde die richtige Pflege haben, versorgt sein, und er wäre nicht alleine. Er zeigte keine Reaktion.

Beim *5. Besuch* verspätete ich mich etwas, und der Patient glaubte, daß ich nicht mehr kommen würde. Auf meine Frage, ob er sich nun freuen würde, sagte er, daß es schön sei, wenn sich jemand um ihn kümmere, worüber ich sehr glücklich war. Wieder sprach ich mit ihm über das Pflegeheim, weil ich das Gefühl hatte, daß es wichtig für ihn wäre. Er fühlte sich verlassen und abgeschoben. Nach einer längeren Pause sagte er: Ich kenne mich nicht aus, was geht um mich herum vor? Wo bin ich eigentlich? Ich will nach Hause.
Aber der Termin für die Einlieferung ins Pflegeheim stand schon fest und rückte immer näher.

Der Patient ließ alles über sich ergehen. Er sah keinen Ausweg mehr und hatte keine Kraft zum Kämpfen. Wahrscheinlich hatte er schon vorher mit dem Leben abgeschlossen.
Da der Sohn keine Zeit hatte als sein Vater ins Pflegeheim gebracht werden sollte, war es für mich selbstverständlich, ihn zu begleiten. Mir wurde aber kein genauer Zeitpunkt angegeben, sondern nur, daß er am Vormittag geholt werden würde. Als ich dann hinkam, erfuhr ich, daß er schon in der Früh weggeholt worden war. Es hat mich bedrückt und traurig gestimmt, daß ich zu spät gekommen bin, und er wieder einmal verlassen war.

Kommentar (von E. Wendler)

Andrea hat gerade von ihrem Erlebnis, ihrer Erfahrung, die sie in der Begegnung mit diesem alten Menschen gemacht hat, berichtet.
Als Gruppenleiterin auf dieser Station, wo wir hauptsächlich die alten Patienten betreuen, stellte ich nicht nur meistens den Kontakt zwischen Betreuer und Patient her, sondern auch zwischen Betreuer und dem Personal auf der Station. Dadurch war ich auch immer wieder die Anlaufstelle für die Betreuer und konnte so von den verschiedenen Problemstellungen, die bei der Begegnung zwischen Patient und Betreuer auftraten, erfahren. Ich möchte im folgenden davon berichten.
Voraus möchte ich aber eine für mich sehr wichtige Erkenntnis schicken:

Jeder alte Patient ist ein erster alter Patient. Durch diese Einsicht entsteht Beziehung, und dann entsteht Lebendigkeit in dieser Beziehung.

„Rezepte schreiben ist leicht, aber im übrigen sich mit den Leuten verständigen ist schwer (Franz Kafka in „Ein Landarzt").
Mit diesem Zitat möchte ich gleich auf das Problem der Kommunikation zwischen Betreuer - ein zukünftiger Arzt, oder ein zukünftiger Psychologe - und dem alten Patienten verweisen:

Immer wiederkehrende selbe Fragen, das langsame Auffassungsvermögen des Patienten, immer den gleichen Worten folgen müssen, wenn der Patient wieder und wieder Geschichten aus seinem Leben erzählt, macht das Zuhören für den Studenten oft recht mühsam.

Der alte Patient reagiert vor etwas Neuem oftmals mit Skepsis, der Betreuer kommt aber mit voller Energie zum Patienten, will ihn „sofort" in seinem Gesundungsprozeß mit großem Tatendrang unterstützen – und muß dann aber erkennen, daß es doch eine gewisse Zeit braucht, bis in dieser Beziehung zwischen der alten kranken Person und dem helfenden lernenden Studenten Vertrauen entstehen kann.

Bei alten Menschen besteht oft ein Verlust ein oder mehrerer spezifischer Organfunktionen, sei es beim Gehen, Sprechen, Hören, Sehen, Gedächtnis, in der Handfertigkeit, in den Ausscheidungsfunktionen, im Gleichgewicht. Dies erfordert einerseits vom Betreuer wiederum das Erkennen der Belastbarkeit des Patienten, um gezielte Übungen, sei es z. B. Spazierengehen, durchzuführen. Andererseits kommt es sehr viel auf das Einfühlungsvermögen des gesunden jungen Menschen – den Studenten – an, den alten kranken Menschen in seiner Einstellung seinem Schicksal gegenüber positiv zu unterstützen.

Durch oft langzeitige Dauer der Betreuung entsteht doch eine enge Beziehung. Da tauchen Großvater-, Großmutter-Enkel-Gefühle auf. Dadurch passiert es immer wieder, daß sich der Student mit dem Abgrenzen seiner Funktion auseinandersetzen muß. Überfordertwerden, Inbesitzgenommensein, können zu größeren Konflikten in dieser Begegnung werden. In einigen Fällen fühlten sich hauptsächlich Studentinnen durch mehr oder weniger sexuelle Anspielungen des alten männlichen Patienten, der dadurch wohl die Bestätigung in seiner Männerrolle bei den jungen Damen sucht, verunsichert.

Verunsicherung, Hilflosigkeit, Hoffnungslosigkeit – weil aus dem Schoß der Familie abgeschoben – sind zentrale Themen in vielen Betreuungen. Der alte Patient, der oft nur mehr als belastend für die Familie gesehen wird, muß ins Heim – Übergangslösung ist der Aufenthalt im Krankenhaus. Der Student ist dann oft die einzige Bezugsperson, mit der der Patient über seine oft recht traurige Lage reden kann. Für den Studenten kommt es dann zu der Auseinandersetzung mit den Fragen über eine gute Lösung der Probleme. Dabei erfahren wir aber oft auch schöne Erlebnisse, wenn nämlich der alte Patient beginnt sein Leben wieder selbst neu zu gestalten und wir sehen: Entwicklung ist jederzeit möglich – auch im hohen Alter.

Todesängste – Sterbensängste werden von den alten Patienten im Gespräch immer wieder erwähnt. Als Betreuer legt man sich dann oft die Strategie der Entkräftung des Baldsterbenmüssens zu. Läßt man sich auf das Gespräch über den Tod ein, kann es sowohl für den Betreuer als auch für den Patienten sehr hilfreich sein. Aber auch die Angst des Nichtgelebthabens tritt manchmal auf.

Gespräche dieser Art sind für uns Studenten sehr wichtig. Im Studium haben wir sehr viel mit Leichen zu tun, aber wir werden durch unsere Berufswahl auch mit dem Akt des Sterbens konfrontiert.

Um nochmals auf das eingangs erwähnte Zitat zu kommen: In unseren Betreuungen haben wir wirklich gute Möglichkeiten Verständigung zum Patienten herzustellen, und zu lernen. Um einen Patienten zu verstehen und ihn dann behandeln zu können, muß man wohl sein ganzheitliches Menschsein erfahren.

Literatur

Luban-Plozza B, Dickhaut HH (1990) Der Arzt als Arznei – Das therapeutische Bündnis mit dem Patienten, 5. Aufl. Deutscher Ärzteverlag, Köln

Piers M (1982) Die Entwicklung des Menschen nach Eriksons Phasenlehre. Reinhardt, München

Uexküll T von (1986) Psychosomatische Medizin, 3. Aufl. Urban & Schwarzenberg, München

Watzlawick P, Beavin JH, Jackson DD (1985) Menschliche Kommunikation. Formen, Störungen, Paradoxien, 7. Aufl. Huber, Bern

Größe und Gefährdung der Medizin (Festvortrag)

F. Nager

Unsere moderne Medizin ist zweischneidig. Sie ist gekennzeichnet durch jenen Widerspruch, der unser ganzes paradoxes Menschenwesen kennzeichnet, nämlich durch die Antithese von Größe und Gefährdung, von Erfolg und Mißerfolg, von Fortschritt und Verkümmerung.

Grandeur der heutigen Medizin

Auf der *Seite der Grandeur* erleben wir das ununterbrochene, fast berauschende Abenteuer einer schlechthin triumphierenden Medizin mit ihren atemberaubenden Erfolgen auf dem technologischen und dem pharmakotherapeutischen Sektor.

Begeistert dürfen wir Ärzte und Studenten miterleben, daß in den letzten 50 Jahren phänomenale medizinische Fortschritte erzielt wurden, wie sie die Welt bisher nicht gesehen hat.

Nur einige dieser bewundernswürdigen Fortschritte seien hier streiflichtartig berührt:

Auf dem *diagnostischen Sektor* sind die technischen Fortschritte geradezu überwältigend: durch Angiographie, Endoskopie, vor allem aber durch raffinierte nichtinvasive, damit den Patienten schonende bildgebende Techniken, wie Szintigraphie, Ultraschall-Sonographie, Computertomographie und Magnetresonanz gelingt heute der Einblick in jegliches Organ.

Im *therapeutischen Sektor* haben märchenhafte technologisch-apparative Entwicklungen, vor allem der Chirurgie, z. B. der Neurochirurgie, der Orthopädie, der Herz- und Transplantationschirurgie, phänomenale Möglichkeiten eröffnet.

Die innere Medizin, ursprünglich eine „Medizin der unheilbaren Krankheiten", wurde in den letzten 50 Jahren durch unerhörte pathophysiologische Erkenntnisse und durch spektakuläre medikamentöse Errungenschaften schlechthin revolutioniert.

Wir alle kennen und bewundern die pausenlos sich jagenden Errungenschaften, und es wäre töricht, diesen Fortschritt zu schmälern.

All den imponierenden Erfolgen zum Trotz steht die moderne Medizin von heute mehr und mehr im „Kreuzfeuer der Kritik". In der Bevölkerung, aber auch bei manchen Ärzten machen sich *Unbehagen und Zwiespalt* bemerkbar.

Gefahren der Medizin heute

Die Gefährdung unserer modernen Medizin möchte ich mit einem Goethe-Wort umreißen: „... Unserer Krankheit schwer Geheimnis schwankt zwischen Übereilung und zwischen Versäumnis!"

Übereilung! – Versäumnis!: Das sind die kennzeichnenden polaren Stichworte.

Drei Aspekte dieser Übereilung sowie der entsprechenden Versäumnisse wollen wir näher beleuchten:

1. Übereilung in der *medizinischen Technik und Pharmazeutik* (mit entsprechender Verkümmerung geistiger Aspekte von Gesundheit und Krankheit);

2. die Einseitigkeit zunehmender *Spezialisierung* (mit entsprechender Gefahr von Zersplitterung und Horizontverengung);
3. die übermäßige Vorherrschaft *patriarachaler Normen* (d. h. von Ratio und Intellekt, mit entsprechender *Vernachlässigung matriarachaler Zeichen,* d. h. emotionaler und irrationaler Bereiche der Heilkunde).

In der modernen Medizin sind es vorab die *medizinische Technik und Pharmazeutik,* die unserer ärztlichen Tätigkeit Erfolg und Ansehen verleihen. Einerseits ist die Technik ein legitimes Kind ärztlichen Helferwillens. Wo überzeugender als in der Medizin kann sie – maßvoll eingesetzt – ihre humanen Züge zeigen! Auf den Fortschritt der medizinischen Technologie und Pharmakotherapie können wir heute und morgen nicht verzichten! Andererseits drohen die Gefahren technokratischer Übereilung: nämlich dann, wenn Technik, Apparatur und „Chemie" in den Mittelpunkt drängen, Selbstzweck beanspruchen und ein überbordendes, unkontrolliertes Eigenleben führen.

Diese Bedrohung besteht sowohl in der *Klinik* als auch in der *freien Praxis.* Sie steckt aber nicht in der Technik oder „Chemie" selber, sondern in uns Ärzten: Je nachdem ob wir sie im Griff haben und sie seelisch durchdringen oder aber von ihr, ihren sog. *Sachzwängen,* beherrscht werden.

Der phänomenale technische Fortschritt drängt die moderne Medizin zunehmend unter die Herrschaft jener Triebe und Zwänge, die wir als *technischen Imperativ* bezeichnen müssen. Dieser Drang kann etwas tief Menschliches sein, solange er dem ärztlichen Urtrieb des Helfenwollens entstammt. Oft aber ist er beschämend durch merkantile Impulse genährt, mit Macht- und Prestigetendenzen vermengt, durch überbordenden akademischen Ehrgeiz bestimmt.

Vor allem in *modernen Kliniken* resultiert eine oft zwiespältige Situation. Zwar sollten sie, getreu dem jahrhundertealten christlichen Klinikkonzept, ein „Hôtel de Dieu", eine barmherzige Herberge Gottes bleiben; aber im Zwang des technischen Imperativs haben sie sich zu gigantischen „Medical Centers" entwickelt: zu immer komplizierteren, anonymeren, apparativtechnischen, raffiniert computerisierten labor-, chemie- und medikamenten-bezogenen Dienstleistungsbetrieben!

Immer schwieriger wird es für den administrativ, wissenschaftlich, technisch-apparativ und durch überstürzte Arzneimittelflut überbeanspruchten Klinikarzt, auch noch „am Patienten zu bleiben". Vielfach geforderter Datensammler, Datenordner, Medikamentenverschreiber und Apparatebediener, sollte er im technischen Klinikbetrieb gleichzeitig Berater und Vertrauter des Patienten sein. Eine schwierige Herausforderung, der er oft nicht gerecht werden kann!

In der Einseitigkeit nimmermüder technologisch-apparativer Heilbetriebsamkeit wird unsere Medizin vor allem in den Kliniken einerseits immer teurer, andererseits könnte es um das Krankenbett immer leerer werden.

Auch in der freien ärztlichen *Praxis* mit ihrem absurden Tarifwesen können technisch-pharmakologische Einseitigkeiten zu einer zwiespältigen Situation führen. Die Sprechstunde kann zur Apparatestunde, das Sprechzimmer zum Spritzenzimmer, eine beredte zur stummen Medizin degenerieren. Die Überschätzung der Chemie kann den Hausarzt vergessen lassen, daß er selber die wirksamste Arznei sein könnte. Eingespannt in ein Kassenwesen, das alles Geistig-Zwischenmenschliche, aber Unmeßbare schlecht, alles Apparativ-Instrumentelle, äußerlich scheinbar Meßbare, reichlich honoriert, könnte die technisch-chemotherapeutische Übereilung seinem ärztlichen Ethos und seinem Patienten zum Verhängnis werden.

Neben der Dominanz von Technik und Pharmazeutik ist das *Spezialistentum* vorherrschendes und zwiespältiges Merkmal der heutigen Medizin. Sicher wäre es falsch, die Spezialisierung an sich zu verketzern. Inwieweit sie gut oder schlecht ist, entscheidet wiederum der einzelne.

Das moderne Weltmeer medizinischer Superspezialwissenschaften ist Ursache und Folge eines fulminanten Wissensstroms, begeisternd und beängstigend zugleich! Der medizinische Wissensstrom hat inzwischen zu etwa 40000 Krankheitsdiagnosen, zu Abertausenden, vorwiegend unnötigen pharmazeutischen Präparaten, zu ca. 12000 Fachzeitschriften in über 40 Sprachen geführt. Wahrlich, wie überall in den Wissenschaften, so auch in der Medizin, eine inflatorische Wort- und Papierflut.

Diese stürmische Anflut immer neuer Kenntnisse und Auffassungen sowie ihre immer kürzere Halbwertszeit werden mehr und mehr zu einer kräfteabsorbierenden Herausforderung an jeden Arzt, gleichzeitig zum Risiko, daß ihm der Überblick verloren geht. Als Spezialisten (und weit über die Hälfte der Ärzte sind heute Spezialisten) sind wir in Gefahr, daß sich unser Gesichtsfeld röhrenförmig einengt, und wir nicht mehr fähig sind zu der umfassenden Frage: Warum ist dieser Mensch krank und wie kann ich ihm helfen? Nur im beschränkten Teilaspekt ihres Fachgebietes sind viele heimisch, in der engen Frage, ob sich im Bereich ihres Spezialgebietes organische Veränderungen finden, die das Beschwerdebild erklären. Je mehr ein Spezialist dieser Gefahr fachwissenschaftlicher Horizonteinengung erliegt, um so autistischer wird er sein Spezialgebiet aufblähen und um so unbrauchbarer wird er außerhalb seiner Sub- oder Superspezialität sein.

Als Spezialisten sind wir in Gefahr, alle Realitäten, seelische und geistige, als inexistent auszuklammern, nur weil wir sie mit unserer exakten naturwissenschaftlichen Spezialistenmethode nicht bewältigen können. Gewisse Fragen ausklammern! Hierin hat unsere moderne Spezialistenmedizin eine ungeheure Meisterschaft entwickelt!

In diesem System der modernen Medizin mit ihren vielen Spezialisten und ihrem Mangel an Generalisten (Allgemeinpraktiker, Allgemein-Internisten) besteht die Gefahr, daß der Patient von Spezialarzt zu Spezialarzt weitergereicht wird, daß aber der eigentlich verantwortliche, der umfassend fragende, koordinierende, integrierende und vor allem der menschlich bezogene Arzt fehlt.

Ohne Zweifel beruhen der imponierende Wissenszuwachs sowie der technische Fortschritt der modernen Medizin insbesondere auf ihrer konsequent naturwissenschaftlichen, exakt-analytischen Methodik: Frucht konsequenter intellektueller Anstrengung und *kritisch-rationaler Grundhaltung.*

Die entsprechende autoritäre Vorherrschaft männlicher Werte, nämlich die Dominanz von Ratio und Intellekt, ist für die „Unberührten" auch künftig conditio sine qua non eines jeglichen medizinischen Fortschritts. Den „Wende-wittrigen" gereicht sie zum Dilemma, und sie erkennen in der patriarchalen Kopflastigkeit der heutigen Medizin nicht allein die Ursache ihrer Fortschritte, sondern auch die Quelle ihrer Mißerfolge und Versäumnisse.

Für sie ist dieser Medizin das *Yin-Prinzip* (die weibliche Seite mit ihrer intuitiven Weisheit, ihrer Synthese-Fähigkeit und ihrem ökologischen Bewußtsein) verlorengegangen. Den Frauen wurde allzusehr das *Yang-Prinzip* (das Männlich-Rationale, Analytische und Expansive) aufgepfropft, was uns nicht nur in „iron ladies", in maskulin-aggressiven Frauenbewegungen, sondern auch in der Medizin selber in der Gestalt von harten, vermännlichten, überrationalen Frauen entgegentritt.

Das tief gestörte Grundverhältnis zwischen Intellekt und Gefühl und diese Dissoziation zwischen Yin und Yang kennzeichnet auch die *Innere Medizin* und verhindert, daß sie gleichzeitig eine *Innerliche Medizin* ist. Jenes tragende Fundament der Heilkunde, genannt Innere Medizin, der ich selber angehöre und die ich trotz ihrer Einseitigkeiten und ihrer wachsenden Versklavung an patriarchale Normen liebe, wird innerhalb der gesamten Heilkunde mit ihren vielen Spezialitäten oft euphemistisch als „Große Mutter" bezeichnet.

Diesem einprägsamen archetypischen Attribut einer „Großen Mutter" kann ich höchstens als angestrebtes Ideal beipflichten; fehlt doch heute der Inneren Medizin und uns, ihren ärztlichen Vertretern oft allzusehr das Innerliche, das Hegende und Pflegende, das Intuitive und das Emotionale, das man von einer „Großen Mutter" erwarten dürfte. Im Gegenteil: Die Innere Medizin ist zunehmend patriarchal geprägt und schult ihre Kinder mehr und mehr zum Heiltechniker allein. Sie vermittelt uns immer weniger vom Archetypus des Arztes, der im Patienten den ganzen Menschen erkennt, erfühlt und annimmt, ihn nicht nur wissenschaftlich einordnet, sondern ihn auch versteht, ihm menschlich begegnet.

Soviel zum *Unbehagen in unserer Medizin von heute* mit ihrer zwiespaltschaffenden Antithese von Größe und Gefährdung, von Übereilung und Versäumnis.

Ich verstehe die Aufgabe meines Beitrages nicht allen als Analyse des Ist-Zustandes unserer Medizin, nicht allein als die kritische und nüchterne Gegenüberstellung ihrer Größe und ihrer Gefährdung. Es geht mir hier auch um einen trotzig-optimistischen *Ausblick in die Zukunft.*

Die Zukunft der Medizin

Die Schwelle zum Jahr 2000 wird ja von manchen ernstzunehmenden Naturwissenschaftlern, Schriftstellern, Philosophen, Politikern, Ärzten und Studenten als Zeitenwende erlebt, gekennzeichnet durch tiefgreifende Umwertung der Werte, man könnte es modisch auch Perestroika nennen.

Zwar hat sich fast jede Zeit mehr oder weniger als Periode des Umbruchs erlebt. Heutzutage aber ist dieses Streben nach Umkehr - vor allem auch in unserer medizinischen Jugend - besonders wach, drängend, ja kritisch zugespitzt. Deshalb möchte ich nun im zweiten Teil meines Beitrages vom Unbehagen in unserer Medizin von heute mit ihrer zwiespaltschaffenden Antithese von Größe und Gefährdung, von Übereilung und Ver-

säumnis abwenden und mich um die aufmerksame Wahrnehmung jener Anzeichen bemühen, die als einzige Gutes versprechen: den Signalen einer Wandlung, dem Ausblick in eine Medizin von morgen.

Die *Morgenfrische* der *Wandlung* kündet sich m. E. zweifach an: Erstens *innerlich:* in einer *ideellen Generalrevision unseres ärztlichen Grundverhaltens;* zweitens *äußerlich:* in *konkreten Ansätzen* eines sich bereits ereignenden Umschwungs. Diesen zwei Aspekten wollen wir uns zuwenden, denn sie werden - so hoffe ich - die *Medizin des dritten Jahrtausends prägen.*

Die *ideelle Generalrevision* unseres ärztlichen Grundverhaltens besinnt sich auf eine neue *Theorie der Humanmedizin,* d. h. auf ein vertieftes *Menschenbild,* einen erweiterten *Gesundheits- und Krankheitsbegriff* und auf eine „neue", im Grunde genommen uralte, jedoch neuentdeckte *Idee des Arztes.*

Diese Generalrevision erkennt in der *Krise der heutigen Medizin* auch ihre *Chance.* Sie ist sich bewußt, daß folgende *Wandlungsschritte* notwendig sind:

Eine neue *Theorie der Humanmedizin* muß sich von ihrer bisher allzu mechanistischen Betrachtungsweise lösen. Das biomedizinische Maschinenmodell des Menschen, das Verständnis seiner Krankheit als Maschinenschaden muß sie erweitern.

Im 19. Jahrhundert hat die Heilkunde ihre Wissenschaftlichkeit zurückerobert, indem sie die Naturwissenschaften und die Technik als richtunggebende Maßstäbe wählte, aber gleichzeitig den Menschen einseitig auf mechanische Zusammenhänge reduzierte. An der Schwelle des 21. Jahrhunderts bedarf sie notwendig einer Erweiterung durch geisteswissenschaftliche Normen. Nach ihrem vehement vollzogenen Übergang „aus dem philosophischen in das naturwissenschaftliche Zeitalter" (Virchow), muß die Medizin von morgen entdecken, daß sie zwar Naturwissenschaft, aber ebensosehr - wie es Thomas Mann nannte - eine „Spielart humanistischer Wissenschaft" ist.

Im erhofften integrativ-anthropologischen

Zeitalter des dritten Jahrtausends ist es die vordringliche Aufgabe der Medizin, eine *Synthese* zwischen naturwissenschaftlicher und humanistischer Kultur anzustreben. Solche Wandlung und Erweiterung wird nicht möglich sein ohne die mutige und – angesichts hartnäckiger Widerstände – sehr schwierige Neubesinnung in der Selektion zum Medizinstudium und in einer grundlegenden Reform dieses Medizinstudiums.

Mein hoffnungsvoll-optimistischer Traum sei kurz skizziert:

Die *Studentenselektion* zum Medizinstudium darf nicht mehr so hoffnungslos äußerlich, so ausschließlich intellekt-bezogen, „kortikal" erfolgen. Ebensosehr muß der angehende Mediziner auch „kordiale", dien-mütige, ärztlich fürsorgliche Begabungen aufweisen, z. B. durch die Bewährung in einem mindestens einjährigen Pflegepraktikum, das ihm mehr bringen wird als der Wissensballast in überdimensionierten vorklinischen Fächern.

Ziel des Medizinstudiums muß es werden, dem Studenten nicht allein den biomedizinischen Aspekt, sondern auch die Tiefendimension des menschlichen Seins aufzuschließen, ihm ein ganzheitliches Menschenbild einzuprägen. Der angehende Arzt muß also anderes und vor allem anders lernen, nämlich weniger „verschult", vielmehr integrativ, ganzheitlich.

In der ärztlichen Ausbildung und Erziehung zum Arzt dürfen wir uns nicht darauf beschränken, Spezialwissen einzutrichtern und technische Fertigkeiten zu vermitteln, sondern wir müssen Studenten und Ärzte interdisziplinär ausbilden, ihr Fachwissen vermehrt mit Erkenntnissen aus anderen Wissenszweigen verknüpfen, sie für fachübergreifende Zusammenhänge, für psychologische, psychosomatische, anthropologisch-philosophische, medizinisch-ethische Aspekte sensibilisieren.

Die *Universität* muß sich gerade im Medizinstudium auf ihre eigentliche Bestimmung: die *universelle Bildung* und die *Erziehung des Arztes* besinnen. Sie muß ihm neben dem Fachwissen auch das ethische Rüstzeug mitgeben für jene Selbstreflexion, Bewußtheitserweiterung und Persönlichkeitsbildung, ohne die ein Mediziner in der Praxis zwar Wohlhaben erlangen, aber als Arzt menschlich nicht bestehen kann.

Ich bin überzeugt, daß diese tiefgreifende *Erneuerung eines Medizinstudiums* nur möglich sein wird, wenn sich grundlegend gewandelte Prioritäten mit Akzenten auf Allgemeinmedizin, auf Hausarzt-Medizin durchsetzen, wenn propädeutischer Ballast vorklinischer Semester sowie ein Übermaß an spezialisiertem und subspezialisiertem Detailwissen über Bord geworfen werden. Ich bin mir allerdings bewußt, daß sich geronnener Widerstand machtvoller Gremien und schwer beweglicher Institutionen solchen Reformen noch einige Zeit hartnäckig widersetzen wird.

Nach diesem vielleicht über-zuversichtlichen Ausblick auf ein gewandeltes Medizinstudium sei in andeutenden Strichen auch das ideale Antlitz einer *neu orientierten Medizin von morgen* gezeichnet: wiederum – je nach Standpunkt – der wohlgemute Ausblick eines unverbesserlichen Optimisten oder aber die utopisch-versponnene, wirklichkeitsfremde Vision eines präsenilen Phantasten.

Eine erweiterte Heilkunde 2000 und ihre Ärzte werden sich zu einem umfassenderen Menschenbild und zu einem geläuterten Fortschrittsverständnis durchringen. Weniger einseitig werden sie fast alle ihre Energien dem technologischen Imperativ opfern. Weniger verbissen werden sie sich auf technisch-apparative Spitzenleistungen konzentrieren. Vielmehr werden sie berücksichtigen, daß wir in einer Epoche der Chronischkranken mit ihren „selbstgestrickten" Krankheiten leben, in einer Ära der Süchtigen, der Depressiven, der Neurotischen und der psychosomatisch Kranken sowie vor allem auch der Betagten; d. h. der Heerschar jener Patienten, denen medizinisch-technische Errungenschaften wenig, menschliche Zuwendung des Arztes und der Pflegenden aber sehr viel bringen.

Eine gewandelte Medizin von morgen muß sich auf vergessene *ökologische „Urwahrheiten" der früheren Heilkunde* zurückbesinnen, vor allem auf die *Bedeutung der Lebensräume:* der Umwelt mit ihrer Luft, ihrem Licht, ihrem Wasser, ihren Wäldern. Die Begriffe der *Hygiene* und der *Diätetik* müssen in ihrem ursprünglichen weitgefaßten hippokratischen Wortsinn neu entdeckt werden mit entsprechend ernsthafter Berücksichtigung all der vielfältigen Probleme mit Lebensmitteln, Sucht- und Rauschmitteln, künstlichen Nährstoffen und toxischen Substanzen!

Eine neue Medizin von morgen muß sich konsequenter von einer rein *kurativ* orientierten zu einer *präventiven* Heilkunde entwickeln. Also vermehrte prophylaktische, aufklärende und erzieherische Bemühungen!

Die künftige *Medizin* wird auf einen umfassenden und sinnvollen *Einsatz der Technik* nicht verzichten können. Sie wird aber vermehrt um eine *menschliche Durchdringung der Technik* durch ethische Vertiefung bemüht sein. Fortschreitende Technisierung und Humanität muß sie in Einklang bringen und das gestörte Grundverhältnis von Intellekt und Gefühl, von „raison de la mathématique" und „raison du coeur" (Pascal) wiederherstellen.

Sie muß dem Wahn absagen, daß wissenschaftlicher und technischer Fortschritt mit Fortschritt der Medizin schlechthin identisch sei.

Eine gewandelte Medizin darf sich nicht nur auf den vertrauten Geleisen des Fortschritts stürmisch weiterbewegen, sich nicht allein in faszinierende molekularbiologische und gentechnologische Abenteuer begeben, sondern auch ein anderes, ebenso begeisterndes Abenteuer eingehen: Sie muß endlich - bald hundert Jahre nach der Entdeckung und empirischen Beschreibung des Unbewußten durch Freud und Jung - diese epochale Entdeckung endlich nutzen und der Erforschung der Seele, jener Wissenschaft, die uns am notwendigsten wäre, mehr Sorgfalt und Einsatz entgegenbringen.

Eine wandlungsfähige Schulmedizin von morgen muß die Grenzpfähle ihres Fachwissens überschreiten (ohne dieses Fachwissen und seine Pflege zu vernachlässigen!).

Solches Heraustreten aus dem „elfenbeinernen Turm" erfordert Abbau von Vorurteilen, d. h. Aburteilen, Ablehnen des fremden, des alternativen Standpunktes ohne Studium desselben.

Diese Öffnung wird vor medizinischen Alternativmethoden nicht haltmachen dürfen. Auch diese sollten ohne Vorurteil, also erst nach vorherigem ernsthaften Studium beurteilt und dann - je nach Ergebnis - vermehrt in die Schulmedizin integriert oder aber abgelehnt werden.

Eine gewandelte Medizin 2000 muß erkennen, daß sich therapeutisches Gelingen und Mißlingen nicht nur im Meßbaren, sondern auch im Irrationalen abspielen kann.

Die Bedeutung der Arztpersönlichkeit als heilende oder aber heilungsverhindernde Kraft, also die „Droge Arzt" muß sie vermehrt berücksichtigen.

Wesen und Wert des Arztes wird sie nicht allein im äußerlich-juristischen Sinn wahrnehmen, d. h. aufgrund bestandener Examina, Facharztdiplome, wissenschaftlicher Auszeichnungen sowie akademischer Titel und Ehrungen, sondern vielmehr in einem tieferen Verständnis, nämlich aufgrund seiner fachlichen *und* menschlichen Kompetenz, seiner Barmherzigkeit und seiner Fähigkeit des „therapeuein" im ursprünglichen Wortsinn des „Dienens an einem, der mich ruft".

Wenn sich die Idee des Arztes in einer Medizin von morgen in dieser Weise vertieft, dann werden ihre Jünger, die künftigen Ärzte selber etwas weiser und heiler, damit - neben all ihren phänomenalen Reparaturkapazitäten - gleichzeitig heilbringender sein.

Nach dieser grundsätzlichen Generalrevision, dieser Besinnung auf das erstrebte Idealbild wollen wir nach *konkreten äußeren Zeichen der Wandlung* in Richtung einer Medizin von morgen Ausschau halten.

Pessimisten würden hier resignieren und an den scheinbar unlösbaren Problemen verzweifeln: wie Kostenexplosion, Ärzte-Plethora und Überarztung, Mangel an Pflegepersonal, ja drohendem „Pflegenotstand", Hilflosigkeit gegenüber der Umweltzerstörung, gescheiterte Studienreformen, übermütige technische Auswüchse oder gesundheitswidrige Unvernunft und wachsende Anspruchshaltung der Bevölkerung.

Als „trotzigem Optimisten" geht es mir vielmehr um die hoffnungsvollen *Anzeichen konkreter Wende*. Ich glaube sie zu entdecken im Erwachen folgender Symptome des Umschwungs:

erstens in einer vermehrten *Offenheit für ganzheitliche Betrachtungsweise;*
zweitens in einer *Neubesinnung auf die ärztliche Grundversorgung* und damit den Hausarzt;
drittens in Bemühungen um *Humanisierung der Krankenhäuser* und
viertens in einer *Förderung der präventiven Medizin* sowie der *Geriatrie*, der *Heimpflege* (also Spitex) und der *Rehabilitation*.

Diesen Ansätzen zu konkreter Wandlung gemeinsam ist die wohltuende Abwesenheit des Spektakulären, des Schlagzeilenträchtigen, des Technischen, des Spezialistentums und der einseitigen Intellektualität. Vielmehr sind diese Tendenzen kompensatorisch gegenüber jenen Aspekten, die unsere heutige Medizin einseitig und unheil machen.

Den *ersten drei* dieser konkreten *Signale des Umschwungs* möchte ich mich nun zuwenden.

Ist es Utopie, wenn ich glaube, vor allem auch in der medizinischen Jugend – einen neuen Arzt-Typus wahrzunehmen? keimhaft wenigstens: nennen wir ihn *den integrativen Arzt der Medizin von morgen*.

Manche Ärzte und Ärztinnen *sind* heute tatsächlich empfänglicher für integrative Aspekte der Medizin, gewillter, somatische, psychische und soziale Faktoren gleichwertig zu gewichten. In richtungsweisenden *ärztlichen Leitbildern* finden diese heilsamen Tendenzen schon heute ihren fruchtbaren Niederschlag.

Diese Vorhut einer Ärzteschaft von morgen will zum ursprünglichen *hippokratischen* *Ganzheitsdenken* zurückfinden. Sie weiß, daß körperliche und seelische Symptome komplementäre Aspekte einer Einheit sind, die sich echt nicht trennen läßt.

Diese Ärzte bemühen sich, den kranken Menschen als Ganzes zu behandeln und nicht eine abstrakte Krankheit, die irgendeiner haben könnte. Sie spüren, daß bei vielen Kranken nicht allein ein Organ, sondern der Mensch in seiner Ganzheit krank ist, und sie ahnen, daß es nicht allein darum geht, Schäden nur äußerlich dekorativ zu beseitigen.

Sie berücksichtigen – gleich ernsthaft wie exogene Noxen oder infektiöse Erreger – die Seele und ihre Abgründe als Quelle von Krankheiten.

Einerseits bemühen sie sich konsequent um gründliches Fachwissen und um die Beherrschung naturwissenschaftlich-rechnerischer Methoden; *andererseits* berücksichtigen sie aufmerksam auch jene mächtigen Hintergründe des Krankseins, die – bei aller methodischen Genauigkeit – rational nicht faßbar sind: nämlich das Emotionale, das Irrationale, das Unbewußte mit seiner Symbol- und Bildersprache.

Der gewandelte Arzt von morgen erkennt und nutzt die psychotherapeutische Vorzugsstellung seines Berufes, d. h. seinen „unbeschränkten Zugang zur körperlichen und seelischen Geheimsphäre" des Patienten. Er nimmt sich die Mühe nicht allein beim psychisch, sondern auch beim organisch Kranken – wo nötig – psychotherapeutisch, also seelsorgerisch zu wirken.

Dabei ist ihm bewußt, daß er etwas von der menschlichen Seele wissen muß, um sie überhaupt ansprechen zu können.

Solch anspruchsvolles und umfassendes Therapieverständnis setzt natürlich ein erhebliches Maß an eigener Bewußtheit voraus. Dieser Arzt hat gemerkt, daß es ohne Selbsterkenntnis nicht möglich ist, den Mitmenschen, den Patienten zu verstehen. Trotz administrativer und wissenschaftlicher Inanspruchnahme bemüht er sich, seine eigene emotionale Sensibilität zu kultivieren, z. B. in Balint-Gruppen. Dieser neuerwachende

Arzt-Typ realisiert, daß er selber die am häufigsten angewandte und die ausschlaggebende Arznei in der Praxis ist. Er weiß auch um die vielschichtige Toxikologie dieser „Droge Arzt", die vorab eine Toxikologie seines Wortes, seiner Sprache ist. Diese Erkenntnis und die sorgfältige Beachtung der eigenen Emotionalität führt ihn zu einer neuen Kultur sowohl des Hinhörens als vor allem auch seiner ärztlichen Sprache. Die alte hippokratische Kunst des überzeugenden und taktvollen Sprechens zum Patienten erlebt in ihm eine Renaissance. Dieser Arzt glaubt nicht nur an die Macht der „Chemie", sondern auch an jene des Wortes. Er weiß, daß sein Wort dem Skalpell des Chirurgen entspricht: potentiell ebenso heilkräftig wie verheerend. Dieser Arzt weiß, daß ein liebevoll engagiertes und behutsames Gespräch Wunder wirken kann.

Ist dieses *Zukunftsbild des Arztes von morgen* die Utopie eines weltfremden Spinners, der in naiver Weise die imperativen Sachzwänge unserer pragmatischen Medizin übersieht? Diese sog. Sachzwänge herrschen weniger außen als innen, sie sind in *uns selber*. Wohl deshalb ist diese optimistische Skizze des gewandelten Arztes von morgen ein hochgestecktes Idealbild, ein angestrebtes Ziel. Wir alle – auch ich! – wir stehen unter dem Bann unserer Hinfälligkeit, unseres eigenen Ungenügens und sind damit der schmerzlichen Diskrepanz zwischen Wollen und Können, Gerede und Handeln, Postulat und Realität unterworfen. Doch jeder noch so kleine Schritt in Richtung dieses Ideals ist Beitrag zur Überwindung der sog. „Sachzwänge", ist Beitrag zu einer heileren Medizin von morgen.

Auch in der *Rückbesinnung auf die ärztliche Grundversorgung* und damit die *Schlüsselstellung des Hausarztes* sehe ich ein positives Merkmal der Medizin 2000. In Studium und Weiterbildung der Ärzte wird dieser Renaissance des Hausarztes schon heute vermehrt Rechnung getragen. Dabei wird die Kluft zwischen Universitätsmedizin und Allgemeinmedizin allmählich überwunden. Wir dürfen hoffen, daß einer Medizin von morgen wieder mehr Hausärzte und weniger Spezialisten beschert sein werden.

Man ist sich wieder bewußt, daß der *Hausarzt die Quintessenz der Medizin* sein kann: nämlich dann, wenn er offenen Herzens ist und neben medizinischem Wissen und Können ein echtes Gefühl für Menschliches hat. Wenn er die umfassende fachliche und menschliche Kompetenz in sich vereinigt, dann ist seine Fürsorge verdienstvoller als die Beherrschung noch so raffinierter medizinischer Techniken, die Führung noch so großer und wissenschaftlich aktiver Kliniken, die Publikation noch so origineller Arbeiten in noch so renommierten Fachzeitschriften.

Seine wissende und barmherzige Gestalt ist wohl das beste Antidot gegen die Atomisierungstendenz und Anonymität unserer technischen und hochspezialisierten Medizin. Er wird – so hoffe ich – die zentrale Figur einer gewandelten Medizin von morgen sein. Rückbesinnung auf die Idee des Arztes, Renaissance des Hausarztes, aber auch *Sinnesänderung in unseren Krankenhäusern*. Man kann sie als Humanisierung der Kliniken bezeichnen. Es ist ein *gewandelter Geist,* der in immer mehr Kliniken erwacht und wirkt und webt, und Technologie und Menschlichkeit – diese scheinbar feindlichen Gegenpole – zusammenwebt.

Im Dienste solcher Metanoia in der Klinik stehen nicht allein wir Ärzte, sondern ebensosehr – wenn nicht überzeugender – unsere Mitarbeiterinnen und Mitarbeiter. Vermittelnd oder sogar stellvertretend, bieten sie dem Klinikpatienten jene menschlich bezogene Partnerschaft, deren wir Ärzte, ausgepumpt in der ablenkenden Vielgestaltigkeit unserer Aufgaben, oft nur ungenügend fähig sind. Ich meine damit insbesondere die Krankenschwestern und -pfleger, die Physiotherapeuten, die Seelsorger, die Sozialarbeiterinnen sowie freiwillige Helfer.

Alle diese Gehilfinnen und Gehilfen verkörpern m. E. jenen *notwendigen und heilsamen weiblichen Geist,* dessen Integration unserer patriarchalen Medizin zu ihrer Sinnesänderung, Ergänzung und Abrundung so nottut.

Dieses Aufkeimen und mutige Sich-Behaupten matriarchaler Kräfte (nicht nur in Frauen, sondern auch in Männern!) gilt allgemein als Merkmal des neuen integrativen Zeitgeistes und seiner Einheitstendenz, und wird - so hoffe ich - auch die *Medizin von morgen* prägen.

Das Grundübel unserer heutigen, allzu patriarchalen Medizin: jene Entzweiung von Logos und Eros, kann nur durch „Annäherung an matriarchale Zeichen" überwunden werden.

Der kühle Heiltechniker in uns Medizinern ist unfähig, solche für ihn geradezu groteske Behauptung zu verstehen. Seine Ratio faßt es nicht, daß männlicher Logos, sprich: sachbezogenes, organ-orientiertes fachliches Interesse der Ergänzung durch weiblichen Eros, sprich: echte seelische Beziehung - bedarf.

Sind sich unsere Mitarbeiterinnen, vor allem Krankenschwestern und Ärztinnen, bewußt, welch zentrale Bedeutung zur Erweiterung und Wandlung unserer Klinikmedizin gerade ihnen zukommt?

Mögen sie alle das Urvertrauen und den Mut haben, in unserer männlich rationalen Medizin an ihrer weiblichen Seele festzuhalten und sich der Überschätzung des sondernden Intellekts nicht übermäßig unterzuordnen. Mögen sie anstelle zunehmender Vermännlichung unbeirrt geistige Mütterlichkeit und die Weisheit liebender Bezogenheit entfalten sowie jene tiefere Wahrnehmung des Herzens, die das Ganze, die den Sinn sucht und die unsere aus wissenschaftlicher Zergliederung stammenden Einzelkenntnisse in größere Zusammenhänge stellt.

Jene im medizinischen Beruf tätigen Frauen, die ihrer weiblichen Eigenart treu sind, fördern ausschlaggebend die erhoffte Wende in der Medizin von morgen. Uns Männer, uns Ärzte kann ein erwachender weiblicher Geist nur inspirieren, in uns selber - was uns oft mangelt - ein Stück Weiblichkeit, damit mehr Gefühl zu entwickeln. Dies bedeutet Öffnung zum Intuitiven, zum Emotionalen und Irrationalen, mehr Begabung zu integrativer Medizin.

Solche Erweiterung fordert kein „sacrificium intellectus", keine Preisgabe kritisch-analytischer Ratio. Vielmehr um *Synthese* geht es, um Horizonterweiterung vom einäugigen Anvisieren zur binokularen Übersicht, um jene menschlichere, nicht allein patriarchale, sondern *androgyne Medizin von morgen,* die es nicht nur hoch im Kopf, sondern auch tief im Herzen hat.

Vielleicht war dieser „trotzig-optimistische" Ausblick auf die Medizin 2000 allzu zuversichtlich? Es war eine hoffnungsvolle Ausschau von der kühlen Paßhöhe zwiespältiger *Heiltechnik* hinab ins jenseitige grüne Tal einer gewandelten, einer erweiterten Heilkunde.

Solche Wende entwächst der *Wahrnehmung und Anerkennung der Krise,* die - wie jede erkannte Krise - *auch Chance bedeutet. Selbstkritik, Infragestellen: das ist die Atemluft einer gewandelten Medizin von morgen!*

Solche erhoffte Wende, inspiriert durch weibliche Werte und Normen, erfolgt weder revolutionär noch krisenhaft überstürzt. Sie ist vielmehr eine „sanfte Verschwörung" und naht - wie alles Große - auf leisen Sohlen. Die *integrative Medizin von morgen* wird frei sein von kämpferischem Fanatismus, vielmehr bereit zu versöhnlichen Kompromissen.

Ihre Synthesetendenz erstrebt Ausgleich zwischen Übereiltem und Versäumtem, Gleichgewicht zwischen äußerem Fortschritt und innerem Fortschreiten, zwischen technischer Behändigung und menschlicher Begegnung, zwischen Intellekt und Gemüt, zwischen zielgerichteter, kritisch-männlicher Ratio und intuitiver, ahnender, weiblicher Wahrnehmung des Sinnes und tieferer Zusammenhänge.

Eine derart gewandelte Medizin von morgen dürfte überrascht erleben, was schon Goethe, den Juristen, an der Heilkunde so fasziniert hat, nämlich daß „die Medizin *den ganzen Menschen beschäftigt,* weil sie sich *mit dem ganzen Menschen beschäftigt".*

Gesprächsrunde mit dem Auditorium

Rundtisch mit Rednern

(Die im folgenden wiedergegebenen Ausführungen wurden auf die wesentlichen Inhalte reduziert.)

n. n.: Ich wollte zu den von Herrn Berzewski genannten Zahlen ein paar kritische Anmerkungen machen. Es klingt fast so, als ob ⅓ der Bevölkerung oder noch mehr krank oder behandlungsbedürftig ist. Man sollte sich fragen, ob die Aufstellung von so hohen Zahlen nicht aus einem Eigeninteresse heraus kommt.

Berzewski: Ein Eigeninteresse kann bei mir kaum vorhanden sein. Alte Menschen spielen, was die Zahl der bei mir Behandelten angeht, eine geringe Rolle. Der überwiegende Teil meiner Patienten sind junge Menschen zwischen 15 und 25 Jahren. Suizid-Patienten aus diesem Altersbereich sind mein eigentliches Problem. Lediglich im Rahmen der Kooperation mit unseren niedergelassenen Kollegen werden wir auch mit den Problemen des Alterspatienten immer wieder konfrontiert. Vor allen Dingen nachts erfolgt eine unglaubliche Zahl von Zuweisungen mit Rettungswagen, die meiner Meinung nach häufig auf Fehltherapien und Fehlverhalten zurückzuführen sind. Wir haben uns z. B. in unserem Konsiliardienst den Zusammenhang zwischen alten Menschen, die aus dem Bett gefallen sind und sich entweder Schenkelhalsfrakturen, Hämatome und dergleichen zugezogen haben, und gleichzeitiger Medikamentengabe angeschaut. Das Ergebnis: Es gab fast immer einen direkten Zusammenhang mit erstmaligen Gaben von Diazepam am Abend oder an zwei Abenden zuvor. Zur Erklärung ist zu sagen, daß Diazepam muskelrelaxierend wirkt und das Diazepam, was ja immer wieder vergessen wird, bei einem über 70jährigen eine Halbwertszeit von fast 100 Stunden hat, d. h. im Klartext: Nach 100 Stunden ist noch etwa die Hälfte der aktiv wirksamen Metaboliten im Körper. Besonderheiten wie diese dürfen bei der Behandlung nicht übersehen werden. Auch glaube ich, daß das Problem psychischer Störungen unterschätzt wird. Ich erlebe viele alte Menschen, wenn wir die Anamnesen verfolgen, bei denen hätte man drei oder fünf Jahre vorher die Diagnosen besser stellen können, mit einer entscheidend besseren Prognose. Es ist bekannt, daß bei epidemiologischen Erhebungen leichter organischer Psychosyndrome die Erhebungsdaten unglaublich weit schwanken. Das hat damit zu tun, daß die alten Menschen zum einen deutliche Gedächtnisstörungen haben, zum anderen jedoch Fragen, wie es denn geht, was die Ehefrau macht usw., klar und präzise beantworten können. Der alte Mensch weiß letztlich oft nicht mehr, was im letzten Jahr bei ihm abgelaufen ist. Der ritualisierte Lebensablauf, der allgemeine Tagesablauf, funktioniert aber. Auffällig wird das Psychosyndrom daher nur dann, wenn eine gravierende Veränderung, z. B. eine Krankenhauseinweisung oder ein Umzug eintritt. Im gewohnten Alltag läßt sich die Diagnose nur schwer stellen. Die rechtzeitige Früherfassung kann eindeutige Verbesserungen der Prognosen schaffen. Erkenntnisse aus dem Bereich des Gehirnjoggings, wie z. B. das Training von leichten Hirnleistungsschwächen oder die relativ untoxischen Substanzen der Nootropika beweisen, daß die Erfolge bei den leichten Symptomen am größten sind. Die psychotherapeutische Führung nebenher ist natürlich auch ein ganz wichtiges Problem. Hier spielen, und da muß ich der Kollegin recht geben, die sehr persönlichen Beziehungen in der Allgemeinpraxis, die einem Klinikarzt verwehrt bleiben, eine wichtige Rolle. Leider habe ich den Eindruck, daß die Früherfassung der psychiatrischen Ausfälle in weiten Bereichen überhaupt nicht erfolgt.

n. n.: Ich möchte fragen, was Sie von der Egozentrik im Alter halten. Ich mache 40 Jahre Allgemeinpraxis und habe die Probleme zwischen den Generationen mitbekommen. Inzwischen bin ich selbst in ein Altersheim gezogen. Mir ist aufgefallen, daß alte Leute mindestens zu 90% ungeheuer egozentrisch sind.

Sehrt: Sie haben an meinen Zahlen gesehen, daß ich nur wenige der älteren Patienten in Altenheimen untergebracht habe, und ich darf Ihnen versichern, daß ich gegen diese Altenheimunterbringung zu den jetzigen, sagen wir mal „Konditionen", in den meisten Fällen Sturm laufe. In meinen Augen sind Altenheime z. Z. größenteils nichts als Einrichtungen, damit sich sowohl der Arzt als auch die Familie aus der Verantwortung stehlen können. Die etwas agierten, hirnorganischen Psychosyndrome sind oft gar nicht so schlimm. Ich habe z. B. einen ganz reizenden Patienten mit einem hirnorganischen Psychosyndrom. Er ist 79 Jahre alt und seiner Familie sehr lästig, weil er ständig Unfug macht. Er mäht z. B. den Rasen im Vorgarten mit dem Staubsauger, und da lachen die Nachbarn darüber. Es ist der Familie unangenehm, so einen Opa zu haben. Dieser Opa läuft dann auch noch hinter der Müllabfuhr her und stellt die Mülltonne von Haus 22 vor Haus 26! Er redet Frauen an und sagt: „Mein Gott, was sehen Sie heute wieder entzückend aus". Da fürchtet die Familie um ihr Image. Ich habe mich dagegen gesträubt, diesen alten Mann in einem Altenheim unterzubringen. Und dann ist es eben doch passiert. Ich war selber längere Zeit krank. Während dieser Zeit wurde der alte Mann in ein Pflegeheim eingewiesen. Dort beklagt sich das Personal, mit diesem vitalen Mann nicht fertig zu werden. Er hat jetzt keine Staubsauger mehr, keine Mülltonnen, gar nichts. Er hat nichts, an dem er ableiten kann, er ist viel unruhiger und schwerer zu handhaben als früher. Wenn das Angebot geringer wird, ist es doch nur zu verständlich, daß der alte Mensch egozentrisch wird und alle Aufmerksamkeit auf sich zu lenken versucht.

Speidel: Da muß ich aber widersprechen! Wir sind eine Generation, die selbst Kinder und Enkel hat. Wenn man pflegebedürftig wird, wie der Opa oder ich, dann soll die Familie uns auch noch nehmen? Nein! Wir werden alle älter, die Pflegebedürftigkeit wird länger, und wenn man die Kinder dann stöhnen hört, daß man wegen der Oma wieder nicht in Urlaub kann ... Nein, ich bin nicht gegen Altenheime.

Deutschmann: Ich möchte in das gleiche Horn stoßen wie die Vorrednerin. Mit Hilfe der Kasuistik von Frau Sehrt ist sehr deutlich geworden, daß wir als Therapeuten im Umgang mit alten Menschen vielleicht noch vielmehr als sonst dazu neigen, zu agieren. Das wurde deutlich beim Vortrag von Herrn Berzewski, der ja nun nicht bloß auf wissenschaftliche Tatsachen, wie Sie am Anfang sagten, sondern auf praktische Dinge abzielte, also eben auf das Umgehen mit alten Menschen. Mich hat es ein bißchen enttäuscht, daß Sie im Grunde genommen nur formale Aspekte gebracht haben. Die Frage, wie sich eine Interaktion bei so einer Mutter-Sohn-Besetzung oder Vater-Tochter-Besetzung gestaltet, was für Konflikte dabei entstehen, wie ein alter Mensch mit Trauer umgeht. Das ist unter den Tisch gefallen. Das ist für meine Begriffe auch in den beiden anderen Referaten nicht deutlich geworden. Um nochmal auf das Altenheim zurückzukommen: Ich habe selbst Erfahrungen gemacht im Umgang mit Altenheiminsassen, die dort schwierig zu handhaben waren. Das Personal war in seinem z. T. vorhandenen Helfersyndrom überfordert. Auf manchen Stationen machten wir eine Stationsgruppe, ähnlich wie die Balint-Gruppen. Diese Gruppen haben dazu geführt, daß es zu einer Verbesserung des Verhältnisses zwischen Pflegepersonal und diesem pflegebedürftigen Heimbewohner gekommen ist. Er konnte nach einer gewissen Zeit auch in Frieden sterben, was eigentlich sein sehnlichster und immer wieder geäußerter Wunsch gewesen war. Ich denke, daß solche Ansätze einfach eine zukunftsträchtige Arbeit darstellen und daß es gar nicht so sehr darauf ankommt, wo dieser alte Mensch nun lebt. Ob er z. B. von einer Tochter gepflegt wird, die diesen Mutter-Tochter-Konflikt, der vielleicht früher einmal bestanden hat, jetzt endlich mal austragen kann. Oder ob das auf einer Station ist, wo zunächst einmal keine emotionalen Beziehungen da sind und sich allmählich eine Beziehung zu dem einen oder anderen Mitglied des Pflegepersonals entwickelt. Ich möchte von daher energisch widersprechen, daß die Angst, die bei uns davor besteht, ins Pflegeheim zu gehen oder jemanden ins Pflegeheim einzuweisen, uns im Grunde genommen nicht dazu verleiten sollte, die Beziehungen, die zwischen dem alten Menschen und seinen Angehörigen, seinem Umfeld bestehen, zu mißachten.

Göpfert: Das Problem Altenheim ja/nein ist sicherlich immer nur individuell lösbar. Immer wenn es eine Institution gibt, besteht die Gefahr, daß diese Institution sich einer bestimmten Funktion total bemächtigt, so daß andere, die diese Funktion wahrnehmen könnten, nämlich die Pflege der alten pflegebedürftigen Menschen, sich nicht mehr kompetent fühlen. Sie trauen sich nicht mehr das zu tun, was sie eigentlich tun könnten. Wie gesagt, es gibt sehr schöne Alten- und Pflegeheime, die ein wahrer Segen für ihre Insassen sind, aber es gibt natürlich auch viele Insassen von Altenheimen und Pflegeheimen, die vielleicht außerhalb wesentlich besser aufgehoben wären.

Berzewski: Zu dem Herrn Kollegen Deutschmann: Der Konflikt zwischen Mutter und Tochter ist nicht etwa dadurch gelöst, daß die Mutter sich jetzt nicht mehr gegen die Tochter wehren kann. Ganz im Gegenteil. Es kommt vielmehr zu einer Verschiebung des Konflikts. Unter dem Mantel der Versorgung werden sadistische Verhaltensweisen umgesetzt, d. h., es kommt zu einer Umkehr des vorher bestehenden dynamischen „Eltern-Kind"-Prozesses. Gerade Kinder, die lange Zeit sehr abhängig von ihren Eltern waren, benutzen den Aspekt der Notwendigkeit von Pflege und Hilfe, um alle möglichen reglementierenden, einengenden und ordnenden Maßnahmen zurückzuzahlen, die sie vorher erlitten haben. Sie hatten natürlich recht, ich hätte mich mit meinem Vortrag im Formalen gehalten. Leider bin ich mit dem Vortrag nicht fertig geworden. Zur Übertragungssituation sollte eigentlich noch einiges kommen.

Henn: Ich bin niedergelassener Allgemeinarzt auf dem Lande. Ich möchte nicht direkt auf den Vortrag des Kollegen eingehen, sondern einen blinden Fleck etwas näher darstellen. Es ist bedrückend, daß wir heute sehr wenig über die soziale Lage der alten Menschen in den reichen Industrienationen gehört haben. Die soziologische und soziale Situation der alten Menschen ist im wesentlichen eine der Grundvoraussetzungen für die schlechte Versorgung und die Versorgungsmöglichkeit. Diesen blinden Fleck können wir durch Zahlen belegen. Das menschliche Leid, das dahintersteckt, ist heute in allen Vorträgen ganz deutlich herausgekommen. – Ein weiterer Aspekt, den ich verdeutlichen möchte, ist der Zwang, der von dem niedergelassenen Arzt ausgeht. Dieser Zwang kam meiner Meinung nach zu wenig heraus. Ich selbst wurde z. B. von Prüfungskommissionen der kassenärztlichen Vereinigungen sehr häufig darauf hingewiesen, daß ich zu viel Hausbesuche bei alten Menschen mache. Ich würde 50% über dem Besuchsdurchschnitt liegen. Ich glaube, jeder der niedergelassenen Ärzte weiß darüber Bescheid, daß wir ohne Bezahlung soziale Dienste leisten. Zum Ende möchte ich nochmal betonen, wie froh ich bin, daß die mangelnde psychosomatische Ausbildung und die Überbetonung der naturwissenschaftlichen Medizin hier deutlich wird und ich bin dankbar, als Allgemeinmediziner jedes Jahr in Ascona neu dazulernen zu dürfen.

Sehrt: Sie haben natürlich recht, daß diese sozialen und soziologischen Zwänge, in denen die Alten stehen, hier nicht zur Sprache gekommen sind. Ich glaube aber, daß das in der Kürze der Zeit nicht möglich war. Wir haben vorhin kontrovers über Heimunterbringung geredet. Die Heimunterbringung in der Bundesrepublik Deutschland kostet bei Vorliegen der geringsten Pflegestufe, also wenn die älteren Menschen praktisch noch alles selber machen können, bis zu 3300,- DM im Monat. Von Stufe zu Stufe der Pflegebedürftigkeit steigt dieser Preis pro Monat auf bis zu 4500,- DM. Ich weiß, daß meine alternden Patienten in etwa Renten zwischen 900,- DM bis maximal 1800,- DM im Monat beziehen. Das allein macht die Frage der eventuellen Heimunterbringung in vielen Fällen völlig illusorisch. Bei uns ist es rein rechtlich so, daß bei einer erforderlich werdenden Heimunterbringung die Angehörigen zunächst eine Art Offenbarungseid leisten müssen, d. h. sie müssen ihre Vermögensverhältnisse kundtun. Alle Immobilien sind zunächst zu kapitalisieren, um diese Heimunterbringung zu ermöglichen, wobei das Sozialamt dann gegebenenfalls im Falle einer Pflegevormundschaft in Vorlage geht, um sich dann das Geld von den Angehörigen wieder zu holen. Das führt zu ungeheuren Konflikten. Ich hatte z. B. in 14 der betreuten Familien ganz massive innerfamiliäre Erbstreitigkeiten, die alle daraus resultierten, daß hier die Nachkommenschaft sich nicht darüber einigen konnte, wer in welchem Umfange für den Fall einer Heimunterbringung bezahlen sollte. Daß damit die gesamte Pflege und Versorgung der älteren Generation in Frage gestellt wird, darüber brauchen wir nicht zu reden. Denn, daß es rein affektiv und emotional nicht stimmen kann in Familien, in denen man über Geld streitet, das dürfte wohl außer Frage stehen.

Peseschkian: Ich bin Arzt für Neurologie und Psychiatrie, wohnhaft in Wiesbaden. Die dargestellten Themen heute Nachmittag haben mich sehr angesprochen und an eine orientalische Weisheit erinnert, die lautet: Wer alleine arbeitet, addiert, wer mit anderen zusammenarbeitet, multipliziert. Diese Zusammenarbeit ist bisher immer unter einer bestimmten Kultur dargestellt worden und weniger unter dem transkulturellen Gesichtspunkt. Wir befinden uns hier in Ascona. Ascona hat eine transkulturelle Position. Die Menschen hier sind von französischem, deutschem, italienischem Ursprung und je nach dem, aus welchem Hintergrund sie kommen, gehen sie mit der Familie anders um. Ich selbst befinde mich auch in einer transkulturellen Situation. Orient und Okzident. Selbst in einer Großfamilie aufgewachsen, habe ich die vielen Vorteile kennengelernt. Später in Deutschland wurde mir bewußt, daß sie auch Nachteile haben kann. Und da wurde mir klar, daß der Umgang mit älteren Menschen in anderen Kulturen unterschiedlich ist. Ich will ihnen nur zwei Beispiele geben. Wenn ein älterer Mensch im Orient krank wird, wird ein Bett ins Wohnzimmer gestellt. Verwandte, Freunde kommen zu Besuch und geben dem Patienten so die notwendige emotionale Unterstützung. In Deutschland ist das anders. Wenn jemand krank wird, will er seine Ruhe haben oder die Familie meint zumindest, daß er seine Ruhe haben muß. Der Kranke wird isoliert. Besuch wird als soziale Kontrolle gesehen. Durch die ganze Lebensgeschichte aktiviert die linke Hirnhälfte die Leistungssituation.

Diese Menschen brauche nach der Pensionierung Aktivierung der rechten Hirnhälfte, das ist die Intuition, Phantasie, Kontakt und Beziehung. Gerade habe ich die Erfahrung gemacht, daß man durch Geschichten, Lebensweisheiten, Anekdoten und Farben die rechte Hirnhälfte viel besser ansprechen kann als die traditionelle abendländische Psychotherapie. Kennen Sie den orientalischen Spruch: „Man kann auf seinem Standpunkt stehen, aber man sollte nicht darauf sitzen?" Ich sagte zu einem passiven älteren Mann: „Stellen Sie sich mal vor, jemand sitzt unter einem Apfelbaum und wartet, daß Birnen herunterfallen." Mit solchen Sprachbildern konnte er sich identifizieren und viel besser einen Standpunktwechsel herbeiführen.

Essaid: Ich komme aus der gleichen Gegend, auch aus dem Orient. Ich möchte meinen Kollegen in seinen Ausführungen ergänzen. Auch ich glaube, daß in Deutschland ein anderes Verhältnis zu alten Menschen besteht als im Morgenland. Vergleicht man etwa die Zahl von Altenheimen in Hamburg mit der in Kairo, so findet man in Hamburg vielleicht 20 oder 30, in Kairo dagegen kaum eines. In Kairo würden sich die Kinder zu Tode schämen, wenn ihre Eltern oder Großeltern in ein Altersheim kämen, weil dies aufzeigen würde, daß sie selbst nicht in der Lage sind, ihre Eltern zu pflegen. Hier in Deutschland ist das anders. Die Kinder sind hier viel eher bereit, die alten Leute in ein Altersheim zu bringen. Wenn man die Leute konkret fragt, warum sie ihre Oma oder ihren Opa, Vater oder Mutter in ein Altersheim bringen, erzählen sie viele Dinge, die nach meinem Verständnis so nicht zu akzeptieren sind. Die Gründe sind vielfältig: „Weil wir keine Zeit haben", „weil wir öfter weg in Urlaub müssen" oder, „weil wir kein Geld haben". Fragt man sie, wieviel sie verdienen, antworten sie 3000,- DM, 4000,- DM, und trotzdem sind sie nicht bereit, 200,- DM oder 300,- DM für einen Elternteil aufzubringen, um evtl. eine größere Wohnung mit einem großen Zimmer zu mieten, das der Vater oder die Mutter bewohnen kann. Für Hunde oder Katzen haben sie, wie man leider feststellen muß, mehr Zeit, obwohl ein Tier viel mehr Zeit, viel mehr Geduld und viel mehr Arbeit erfordert als ein Mensch, der noch mobil ist.

Göpfert: Ich finde es unheimlich wichtig, daß uns unsere Kollegen aus anderen Kulturkreisen auf die kulturellen Unterschiede hinweisen. Ich kann mich aus meiner Kindheit erinnern, daß es einmal eine Zeit gegeben hat, in der das auch hier anders war. Ich erinnere mich, daß in dem Gebirgsdorf, in dem ich groß geworden bin, eine alleinstehende alte Frau mit einer schizoiden Psychose in unserer Nachbarschaft wohnte. Es war selbstverständlich, daß das ganze Dorf sich um sie kümmerte, sie getragen, sie gepflegt hat. Eine Klinikeinweisung war bei dieser Patientin nicht notwendig. Heute wäre das unvorstellbar. Unsere Leistungsgesellschaft hat sich in eine andere Richtung entwickelt. Zwischenmenschliche Qualitäten verkümmern, Institutionen treten an die Stelle von unmittelbarer menschlicher Hilfe. Das Gefühl, für Hilfe kompetent zu sein, verkümmert bei dem einzelnen. Es wird immer sofort nach dem Verantwortlichen geschrien und der Verantwortliche gesucht. Irgend jemand muß für die Aufgabe verantwortlich sein, so daß der einzelne exkulpiert ist, sich nicht mehr betroffen fühlen muß. Diese Entwicklung ist für uns alle ganz verheerend und deshalb bin ich froh, daß das hier angesprochen wurde.

Berzewski: Ich glaube, man braucht gar nicht so weit zu gehen, um das Altersheim immer in die Diskussion zu bringen. Es fällt schon auf, daß Türken, die wir in Berlin in großer Zahl haben, wenn sie stationär aufgenommen werden, eine große Zahl von Besuchern haben. Hier beginnen die reglementierenden Eingriffe, in dem der soziale Kontakt kraft Hausordnung unterbrochen wird. Hier beginnen aber auch die ersten Schritte, emotionale Kontakte aufrechtzuerhalten. – Ich möchte jetzt aber doch auf die speziellere Diskussion der Vortragenden kommen. Ich fand ihren Krankenbeitrag außerordentlich beeindruckend, Herr Göpfert, vor allem die Art, wie Sie als Hausarzt Ihren Patienten begleitet haben. Was mir jedoch auffiel, war die außerordentlich blasse Darstellung der Ehefrau. Die haben Sie eigentlich nur mit drei, vier Begleitsätzen erwähnt. Sie haben gesagt, daß sie alkoholkrank und ein bißchen hilflos sei. Sie sagten aber auch, daß die Ehefrau schwer gestört und ebenfalls in Behandlung sei. Mich würde daher doch interessieren, wie dieser ganze Prozeß die Ehefrau beeinflußt hat. Wie war ihr Verhalten?, ihre Stimmungslage? Wie sind Sie mit ihr umgegangen?

Göpfert: Sie haben recht, die Ehefrau war von Anfang an ein großes Problem, das vielleicht etwas zu kurz gekommen ist. Ich habe das wahrscheinlich nicht so richtig vermittelt, daß sie ein wesentliches Motive für den Patienten war, den therapeutischen Maßnahmen zuzustimmen. Gerade aus Fürsorge für die kranke Frau. Die Frau war in ihrer Person eher blaß, wenige gereift, recht kindlich und abhängig. Für sie war es nicht möglich, im Verlauf dieser Krankheit wesentliche Reifungsschritte zu unternehmen. Die Situation hat sich eigentlich erst jetzt in letzter Zeit etwas gebessert.

Handschin: Ich selbst bin in einer Gruppe von Lehrärzten an der medizinischen Fakultät in Basel tätig. Alle 14 Tage kommen fünf Studentinnen zu mir in die Praxis, die mit mir gemeinsam alte Menschen aufsuchen. Ich habe auch schon den Versuch gemacht, diese Studentinnen oder Studenten allein zu einem Patienten zu schicken, sie haben mich jedoch immer wieder gebeten, sie möchten doch mindestens zu zweit oder zu dritt gehen. Ich möchte ihnen gratulieren, daß sie den Mut aufgebracht haben, zu einem solchen Patienten selbständig allein zu gehen.

Reiterer: Es war am Anfang so schwierig, daß ich überhaupt nicht gewußt habe, was ich tun soll. Jeder von den anderen Patienten hat mir zugehört. Sie waren dann sehr froh, daß er mit mir spazieren gegangen ist. Daß ich draußen im Gang allein mit ihm reden konnte, war auch ihm viel angenehmer. Wir haben dann gar nicht mehr viel gesprochen und ich habe erst mit der Zeit gemerkt, daß man ja gar nicht unbedingt sprechen muß. Es reicht, daß man einfach nur da ist und daß der Patient merkt, er ist nicht ganz allein. Außerdem hat sich unser Gespräch doch sehr viel um den gleichen Gesprächsstoff gedreht, um das Pflegeheim und den Sohn. Ich habe ihm fast immer wieder dasselbe gesagt, weil es mir so vorgekommen ist, als ob er von einem Tag auf den anderen alles vergißt. Es war schon schwierig.

Berzewski: Vielleicht eine kurze Ergänzung zu Ihrem Beitrag, der mich auch sehr beeindruckt hat. Ich kann die klinischen Institutionen nicht verstehen. Es ist unmöglich, daß Sie in einem Erstkontakt nicht alleine mit dem Patienten sprechen konnten, sondern, daß man Ihnen zugemutet hat, zwei andere Patienten mit im Zimmer zu haben, die natürlich eine Art Tribunalfunktion oder zumindest Neugierfunktion ausübten und die Sie natürlich ganz erheblich belasten mußten. Der ganze Intimitätscharakter eines Erstkontakts geht dabei verloren. Ich würde fordern, daß das Erstgespräch tatsächlich ein intimes Gespräch ist. Ich weiß, Ärzte und Schwestern sind nicht begeistert, die anderen Patienten rauszuschicken, aber bei einem Erstgespräch muß das sein. Wir machen das ganz konsequent. Die Medizinstudenten sind grundsätzlich alleine mit dem Patienten, alle anderen Patienten müssen das Zimmer verlassen.

Keil-Kuri: Ich bin Internistin und Therapeutin aus München. Mir fehlte ein Thema, das ich gerne in zwei Sätzen anreißen würde. Es ist der Umgang mit der immensen Aggression alter Menschen. Jeder alte Mensch macht sie eine Zeitlang durch, wenn er merkt, daß er nicht mehr richtig kann. Ich glaube, das ist ein Punkt, wo die Belastung für die Familien zu hoch wird. Da weist das Heim eine Struktur auf, die es ermöglicht, den Umgang mit Aggressionen zu lernen. Das ist etwas, was wir als Ärzte in der Praxis oder auch in der Klinik nicht so direkt mitbekommen. Durch die Arzt-Patienten-Beziehung hält der Patient sich mit seinen Aggressionen zurück. Ich selbst bin im Moment in der Situation, daß ich eine schwerkranke Mutter habe. Was da an geballter Ladung in den ersten Monaten gekommen ist, hat mir sehr zu denken gegeben. Ich wollte diesen Aspekt einfach so einbringen als einen wesentlichen Faktor, weshalb wir vielleicht nicht besser mit unseren alten Patienten umgehen können.

Göpfert: Ich möchte gerne nochmal auf Herrn Berszewskis Frage zurückkommen. Diese alkoholkranke Frau war ein großes Problem. Und das ist sicher zu kurz gekommen. Sie hat immens gestört. Und das war wohl meine eigene innere Aggressionshemmung dieser Frau gegenüber, die ja auch gleichzeitig Patient, meine Patientin, war.

Hefti: Ich bin Assistenzarzt an einem kleinen Landspital, das oft zur Endstation für viele alte Patienten wird. Eine Frage, die mich daher beschäftigt, ist die des Sterbens. Wieweit sind wir als Ärzte dazu befähigt, die letzten Fragen des Patienten zu beantworten? Ist da nicht auch ein großes Manko in der seelsorgerischen Betreuung der Patienten? Die Patienten bei uns liegen im Spitalbett und bekommen eigentlich keine Betreuung bezüglich der letzten Fragen. Als Arzt frage ich mich, wieweit ich befugt und auch kompetent bin, diese Fragen zu beantworten.

Escher: Ja, Herr Kollege, ich bin auch an einem Spital tätig. Ihre Fragen beschäftigen auch mich sehr und die Lösung des Problems ist schwierig. Ich glaube aber, daß es im Spital einfacher ist, wenn man wie bei uns noch eine psychosomatische Abteilung hat, die gerade auch in solchen Situationen hilft. Auf der anderen Seite gibt es ja nicht nur die Sprache, es gibt auch die Musik. Wir setzen bei unseren Sterbenden auch Musiktherapie ein. Das sind erst Pilotversuche, aber es ist vielleicht eine Möglichkeit, hier ein wenig zu helfen.

Sehrt: Mich hat das in Graz laufende Modell zutiefst beeindruckt. Sie bschäftigen sich ganz aktiv und bewußt damit, offen mit den Patienten über das Sterben zu reden. Ich glaube, daß wir hier tatsächlich unheimliche Defizite in der ärztlichen Ausbildung haben. Ich kann mir nicht vorstellen, daß das im übrigen deutschsprachigen Raum anders ist, als bei uns in der Bundesrepublik. Es ist im Augenblick so, daß außer in der allgemeinmedizinischen Ausbildung der Umgang mit dem unheilbar Kranken und Sterbenden weder in der Ausbildung noch in der Weiterbildung festgeschrieben ist. Und es zeigt sich in der späteren Berufsausübung ganz besonders hier: „Was Hänschen nicht lernt, lernt Hans nimmermehr." Die Ärzte, die sich nie, auch nicht im früheren Stadium ihrer beruflichen Aktivitäten, mit ihrer eigenen Endlichkeit auseinandergesetzt haben, schaffen das später auch nicht mehr. Das führt dazu, daß sie verdrängen. Die Folgen in der Wahrheitsvermittlung am Krankenbett oder im Sprechzimmer sind katastrophal. Viele Patienten, die ich in meiner jetzt 21jährigen Berufslaufbahn gesehen habe, waren deswegen nicht aufgeklärt, weil sich nach Kontaktaufnahme mit dem vorbehandelnden Arzt herausstellte, daß dieser ganz fürchterliche Angst hatte, überhaupt über das Thema seines eigenen Sterbens nachzudenken. Deswegen meine ich, ist es sehr gut, daß Sie so früh damit angefangen haben, dieses Thema anzusprechen. Wirklich begleiten können wir nur mit Wahrheit, und wenn wir das wollen, dann müssen wir uns mit unserer eigenen Endlichkeit auseinandersetzen.

Schlemmer: Ich wollte das eben besprochene Thema noch einmal aufgreifen und Ihnen zustimmen, daß wir uns mit der eigenen Endlichkeit auseinandersetzen sollten. Ich fand es jedoch etwas deplaziert, daß Sie von einer Therapie gesprochen haben. Eine Musiktherapie, mit der man einen Patienten auf das Sterben vorbereitet, oder eine psychosomatische Abteilung, der man dieses Problem zuweisen kann, finde ich keine geeignete Lösung. Ich glaube, da ist doch jeder Arzt in seinem eigenen Weltbild gefordert.

Escher: Da kann ich Ihnen nur beipflichten. So war es nicht gemeint. Selbstverständlich haben wir viele Krebspatienten. Wir sagen ihnen die Wahrheit, wir reden mit ihnen vom Tode und das, was Sie gesagt haben, ist sicher das Primäre. In speziellen Situationen und in Frühstadien bei ganz jungen Patienten bin ich aber eigentlich doch froh, die Kollegen der Fachabteilung herbeizuziehen, die uns beratend zur Seite stehen. Musiktherapie ist ein unglückliches Wort, da bin ich ganz einer Meinung mit Ihnen. Sie ersetzt nicht das Gespräch über die wesentlichen Dinge, sondern soll eine zusätzliche Hilfe sein.

Diskussionsleiter: Darf ich nun alle Teilnehmer der Gesprächsrunde bitten, noch ein Schlußstatement abzugeben.

Göpfert: Wir haben die Religion bisher ausgeklammert. Gerade wenn es ums Sterben geht, ist die Religion oder die Religiosität des einzelnen wichtig. Unsere Aufgabe ist es, uns nicht mit unserer Meinung und Einstellung zu verstecken, aber verständnisvoll mit dem was unser Patient glaubt, umzugehen und ihn da zu bestätigen und zu bejahen.

Escher: Es gab sehr viele Botschaften heute. Ich glaube, für mich war die Frühdiagnose besonders wichtig. Die Frühdiagnose sowohl in der Psychosomatik als auch auf der psychiatrischen Ebene. Die Kooperation zwischen somatischer und psychosomatischer Medizin scheint mir für die Zukunft von ganz besonderer Bedeutung zu sein.

Müller: Ich möchte nur einen Satz zum Gedanken der Endlichkeit sagen: „Mit jeder Hoffnung, die wir uns selbst verweigern, berauben wir den Patienten um seine Hoffnung." In diesem Sinne begegne ich immer den Sterbenden.

Andritsch: Wir möchten uns nochmal recht herzlich bedanken, daß uns Studenten einmal die Möglichkeit gegeben wurde, vor einem solchen Plenum vortragen zu dürfen. Ganz gespannt sind wir schon auf die Balint-Gruppen, weil wir viele Fragen vom Arbeiten mit Patienten am Krankenbett haben, die wir gerne beantwortet haben möchten.

Diskussionsleiter: Ich danke Ihnen, meine Damen und Herren, für die Aufmerksamkeit und möchte zum Schluß sagen, daß mich vor allem die Offenheit beeindruckt hat, die in Ihren Beiträgen geherrscht hat. Die Offenheit zuzugeben, daß die eigene Befangenheit die Grenze ist, die man gegenüber seinen Patienten spürt. Die eigene Befangenheit gegenüber der Stille, der Aggression, dem Altern, gegenüber dem Tod.

Verzeichnis der Wortmeldungen:

Prof. Hugo Solms, Rue Albert Gos 16, CH-1206 Genf; Dr. Ulrich Deutschmann, Berghalde 48, D-6900 Heidelberg; Prof. Ernst Petzold, Bergheimer Straße 58, D-6900 Heidelberg; Dr. Marianne Speidel, Gustav-Werner-Straße 24, D-7030 Böblingen; Dr. Manfred Henn, Hoffstett 9, D-7895 Klettgau; Dr. N. Peseschkian, An den Quellen 1, D-6200 Wiesbaden; Dr. Saadek Essaid, Wölkstraße 75, D-7340 Geislingen; Dr. Guido Handschin, Gautenweg 12, CH-4460 Gelterkinden; Dr. Eva Keil-Kuri, Maisstraße 63/V, D-8000 München 2; Dr. Rene Hefti, Weinhalde 36, CH-8608 Bubkon; Dr. Peter Schlemmer, Gallmeyerstraße 2, D-8000 München 80; Dr. J. Escher, Spitalsarzt, CH-3900 Brig.

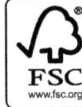

If you have any concerns about our products,
you can contact us on
ProductSafety@springernature.com

In case Publisher is established outside the EU,
the EU authorized representative is:
Springer Nature Customer Service Center GmbH
Europaplatz 3, 69115 Heidelberg, Germany

Printed by Libri Plureos GmbH
in Hamburg, Germany